药品监管科学全国重点实验室课题（2024SKLDRS0231）

定量系统药理学

技术发展与转化应用

————————≫≫≫ 赵　宸　魏春敏　主编

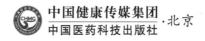

中国健康传媒集团
中国医药科技出版社 ·北京

内容提要

定量系统药理学是国际前沿新药研发中的新兴技术方向，本书作为国内首部定量系统药理学领域的专业书籍，主要内容包括定量系统药理学的理论基础、发展历程、技术内涵以及应用场景，分别列举了定量系统药理学在药物研发与监管审评中的应用，例如肿瘤、感染性疾病、罕见病、细胞治疗、药物安全性评价等。

本书适用于我国生物医药从业人士和科研工作者参考使用。

图书在版编目（CIP）数据

定量系统药理学技术发展与转化应用 / 赵宸，魏春敏

主编. -- 北京：中国医药科技出版社，2025.7.

ISBN 978-7-5214-5327-0

Ⅰ. R96；TQ46

中国国家版本馆CIP数据核字第202517WT35号

策划编辑	于海平
责任编辑	张　睿
美术编辑	陈君杞
版式设计	南博文化

出版　**中国健康传媒集团** ｜ 中国医药科技出版社

地址　北京市海淀区文慧园北路甲 22 号

邮编　100082

电话　发行：010-62227427　邮购：010-62236938

网址　www.cmstp.com

规格　787×1092mm $^1/_{16}$

印张　10

字数　210千字

版次　2025 年 7 月第 1 版

印次　2025 年 7 月第 1 次印刷

印刷　北京印刷集团有限责任公司

经销　全国各地新华书店

书号　ISBN 978-7-5214-5327-0

定价　**96.00 元**

获取新书信息、投稿、为图书纠错，请扫码联系我们。

编 委 会

序

以定量系统药理学为钥，开启精准药物研发新时代

20 世纪 90 年代起，模型引导药物研发与系统生物学模拟仿真的理念逐渐兴起，多学科交叉的浪潮逐渐重塑了药学研究的范式，定量系统药理学（quantitative systems pharmacology，QSP）作为国际创新药研发中的前沿技术应运而生。QSP 开创性地融合了数学建模、生物学、药理学、药代 – 药效动力学、医学、工程学、计算机科学等多方学科，通过将药物与疾病在体内的动态互作过程转化为可预测的定量系统网络，进而实现从机制角度出发的药物治疗响应前瞻性预测与虚拟临床试验评价。QSP 是对传统临床药理学研究范式的重要革新与拓展，其兴起标志着药学研究与新药研发已从"经验驱动"迈向"机制模型驱动"的新纪元。当前，国内 QSP 领域正在学术界、产业界和监管机构专家们的共同推动下逐步蓬勃发展。

本书作为国内 QSP 领域的首部专著，系统梳理了 QSP 的理论框架与技术体系，涵盖了从基础模型构建方法学到 QSP 模型在现代药物研发与临床研究各环节中如何进行实际转化应用的完整链条，其出版恰逢其时。本书全面论述了 QSP 建模理论的技术演变与未来发展路径，并结合 QSP 创新研究方法与肿瘤、感染性疾病、罕见病、细胞治疗、药物安全性评价、早期靶点发现、临床转化开发、监管审评与决策等诸多应用方向进行了详细阐述，探讨了大量实际研发案例，具有重要指导意义。当前，我国生物医药产业正开始从"跟跑"转向"领跑"，新靶点、新模式药物的不断涌现以及 CAR-T、干细胞等先进治疗技术的快速崛起，对业界传统的药学研究范式和药物开发

思维提出了全新挑战，而 QSP 建模带来的先进理论与方法有望成为我国新药创制产业升级转化过程中的核心支撑。

我很高兴能为本书作序，期待本书能吸引更多国内学者和业界专家投身于 QSP 技术领域，以定量之智与系统之思，破解新药研发的"卡脖子"难题，为患者提供更安全、更精准的治疗方案，为人类健康福祉贡献中国智慧。

中国工程院院士

中国药科大学教授

王广基

2025 年 6 月于南京

前言

定量系统药理学（quantitative systems pharmacology，QSP）的创新理念于 2011 年被正式提出：通过覆盖生物分子、信号通路、细胞、组织及整个人体等不同生理层次的机制数学建模，动态模拟并定量解析疾病发生发展过程中的多尺度生理病理调控事件；同时，通过高通量模拟，从机制角度对潜在新药物及不同治疗方案干预后的患者疗效与安全性指标进行全面预测和比较分析，从而实现对真实临床试验的前瞻性模拟，优化临床研究设计，减少临床试错，从整体角度提高药物临床研发的效率和成功率。QSP 在新药研发中的应用可以覆盖从临床前药物发现到临床试验和上市申报的几乎全部阶段，相较于其他传统方法，在临床前靶点验证、临床剂量方案设计、药物转化潜力评估、组合疗法预测和优势患者分层等关键场景具有独特的应用优势。因此，QSP 建模和其衍生的虚拟临床试验等研究方法已成为国际前沿模型引导药物研发模式中的重要新工具。

尽管 QSP 建模方法在支持欧美大型药企原创新药研发的高风险决策中已经发挥了重要指导价值并已历经多年发展，但对于我国的生物医药产业而言，QSP 仍然是较新的理念，也非常缺乏具备专业技术背景的高层次人才，绝大部分药物研发从业人员对其并不了解，使得该前沿技术理念迟迟未能在我国新药研发中发挥应有的作用。

主编团队在既往的工作和研究经历中充分体会到了 QSP 领域在欧美与我国的发展差距，如 QSP 专业人才在欧美跨国药企里大量集聚，欧美学术机构对于 QSP 建模方法学的不断探索突破和创新，大量惠及全球患者的原创新药在临床转化与上市过程中均受到 QSP 模型分析引导的关键决策支撑，以及欧美药品监管机构对于 QSP 指导新药审评决策的长期支持与良性实践。因此，经过详细调研，我们决定邀请国内外相关领域的一线专家，结合国内外应用实践，编写业内第一本 QSP 领域的专业著作（而非翻译某本国外著作），详细阐述 QSP 先进研究理念与方法及其在各治疗领域药物研发与监管审评中的应用，如针对肿瘤、感染性疾病、罕见病、常见药物安全性问题、细胞治疗新模式等，书中提到的 QSP 研究应用案例几乎囊括了各大主要临床疾病领域。

本书旨在为我国生物医药从业人士和科研工作者提供前沿信息参考，为药品监管政策研究提供案例支撑，为推动创新模型引导药物研发理念在我国生物医药产业中的落地融合发展提供积极助力，让我国的新药创制事业能尽快运用并发展好 QSP 这一药物研发"新质生产力"。

由于编写时间有限，书中难免存在疏漏之处，希望广大读者多批评指正，未来如有机会再版我们也希望能加入更多针对不同细分疾病或新兴药物模式的内容。再次向参与本书编写的各位专家和科研团队成员们表示衷心的感谢！

赵宸 秦娟

2025 年 2 月

目录 |

第十章
定量系统药理学／毒理学模型在药源性肝损伤中的研究与应用   *135*

第一章

定量系统药理学概述

赵 宸[1]，魏春敏[2]

1 南京医科大学；2 国家药品监督管理局药品审评中心

1 定量系统药理学的发展历程

在现代药物研发流程中，临床试验是确保药物安全有效的关键上市前环节。新药临床试验是极具挑战性的：权威统计数据显示，新药从 I 期临床试验开始到成功上市的整体成功率大约为10%[1]。这一数字在不同疾病领域之间也存在显著差异：根据 Wong 等人的统计，肿瘤治疗领域的新药研发整体成功率甚至不到4%[2]。总体而言，新药临床试验成功率低，成本高昂，耗时也相当长。以2010~2020年美国食品药品管理局（U.S. Food and Drug Administration，FDA）批准的400多种新药为例，其平均临床研究周期为8~9年，而不同阶段的临床试验费用为数百万美元到数千万美元不等。因此，对于全球的制药企业和药品监管机构来说，探索和运用创新的方法与工具以提升临床试验的成功率，已成为制药产业、学术机构和监管机构共同关注的关键问题。

2011年，在美国国立卫生研究院的工作会议上，17名来自美国知名大学的教授、大型制药企业代表，以及美国 FDA 代表经过广泛的前期调研和准备，正式提出了定量系统药理学（quantitative systems pharmacology，QSP）的新概念[3]。在这次会议讨论形成的 QSP 白皮书中，QSP 被定义为融合了经典药理学的药代动力学/药效学（pharmacokinetics/pharmacodynamics，PK/PD）概念和系统生物学的机制性数学建模思维，是一种新型的模型驱动研究方法。QSP 的核心在于构建数学模型：其通常覆盖从分子到信号通路、细胞、组织，乃至整个人体的多个生理尺度且专注于疾病关联机制以及药物与靶点的相互作用（图1-1）。因此，QSP 模型能够系统性地整合不同来源和维度的临床前与临床数据，从机制层面定量和动态地描述疾病发展过程中的多尺度生理病理调控事件，以及药物干预靶点所产生的药效和毒性变化。

基于 QSP 模型和其衍生的研究分析方法，研究人员能够前瞻性地模拟临床试验，基于高通量模型模拟结果分析并优化临床研究方案，减少临床试错，精准指导新药的临床开发。与传统的经验型 PK/PD 模型相比，QSP 模型在临床前靶标发现与确证、成药性评价以及早期临床开发等关键阶段具有更广泛的应用潜力[4]。经过十

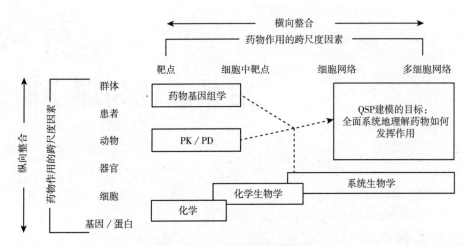

图1-1　QSP模型的主要内涵

注：图片修改自Sorger et al.，NIH QSP White Paper，2011

余年的稳步发展，QSP在全球前沿新药研发中已经从方法学探索、案例验证逐步过渡到广泛的全链条研发应用，在欧美一线药企中其已成为现代模型引导药物研发模式（model-informed drug development，MIDD）的重要组成部分[5]。

2　定量系统药理学的研究内容与应用场景

系统生物学的机制性建模理念是QSP的核心要素之一。这种机制驱动的数学模型研究方法自2000年左右开始兴起：通过定量描述生物信号通路中的生化反应和基因/蛋白激活等调控过程，早期的系统生物学模型研究已初步展示了其在模拟细胞生理和预测靶点干预效力方面的重要潜力[6]。与此同时，大型跨国制药公司和欧美的科研机构也开始探索这种机制性建模理念，并尝试将其应用于模拟更高层面（如组织、人体）的生理病理现象和药物研发场景（例如疾病与药物之间的跨尺度相互作用）。在这一趋势下，欧美制药企业开始增加对QSP相关技术的布局并组建内部团队以解决实际研发问题[7]。

QSP模型相较于更早出现的群体PK/PD模型和生理药动学（physiologically based pharmacokinetic，PBPK）模型，其不仅仅局限于药物的基本代谢和体内分布机制，而更加专注于疾病的发生发展机制过程以及疾病与药物之间复杂的多尺度相互作用，在方法学构建上，QSP模型通常涉及系统生物学、工程建模和药物科学中不同定量方法的多学科融合。因此，围绕不同研究目标，在开展QSP建模研究时可以整合多种模型类型，包括信号通路模型、药动学模型（例如群体PK和PBPK）、基于机制的疾病进展模型、流体力学模型、个体化随机模型（如agent-based modeling，ABM），以及基于统计等定量方法的生物标志物和临床进展模型等。在不同疾病、不同药物、不同目标的具体问题-具体分析框架下，通过灵活构建QSP模型，研究人员能够全面地探索和评估药物的作用机制和疗效，实现从靶点干预、通路变化到治疗反应等关键临床终点的动态定量预测，从而前瞻性指导新药研发。

2022年的一项行业调研报告显示，QSP模型在新药研发中的常见应用场景几乎涵盖了新药研发的全链条，包括临床剂量选择和给药方案设计、前瞻性评估药物联用治疗可行性、指导竞争药物的差异化开发策略、指导生物标志物的采集和患者分层分析、临床前的靶点优化，以及提升对疾病–药物系统互作机制的理解、反向指导临床前实验等多个方面（图1-2）[8]。具体应用案例将在本书第二章进行详细阐释。

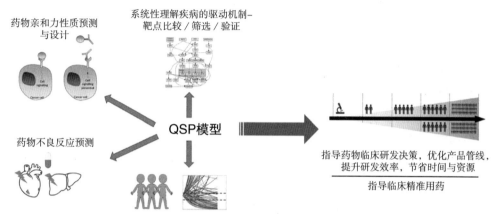

图1-2　QSP模型在新药研发和临床治疗中的应用场景

3　定量系统药理学的建模过程

3.1　构建机制模型

在构建QSP模型时，研究人员的首要考量要点之一是确定模型的颗粒度（granularity）。颗粒度是指模型在生理、病理和药理学机制描述上的详细程度，它直接影响模型的复杂性，主要体现为模型结构和模型参数的复杂性。颗粒度的选择通常受研究人员的建模偏好、具体研究目标以及他们对模型预测能力的期望所影响。譬如，在新药早期研究中，为了使模型能够预测更广泛的生理和药理调控现象，实现更强的模型外推能力，研究人员在建模时可能会倾向于选择更高的模型颗粒度。高颗粒度的模型虽然能够提供更精细的机制描述，但同时也会增加参数估计的难度和不确定性，以及增加模型开发和模拟分析的时间周期，这可能会对模型的实际应用价值造成一定影响。因此，在开始设计QSP模型时，研究人员需要综合考虑研发目标、现有数据量、决策时间线、决策风险等多方面因素，在模型的颗粒度和预测能力之间找到平衡点，以确保QSP模型既能提供符合要求的预测准确性和深入的机制理论基础，又能保持可控的复杂度和建模成本，从而在既定时间周期内对研发决策给出具有实际影响力的指导和支持[9]。

在QSP理念普及之前，研究者们更多使用传统的经验型PK/PD模型来帮助指导药物的临床开发。这类模型的主要任务是模拟和预测在不同给药方案下或不同患者群体中的血药浓度或特定疾病关联生物标志物的变化趋势。而经验型PK/PD模型通常包含机制较少，模型需要基于已知的输入–输出关系，即给药剂量与药物暴露或生物标志物之间的联系来进行构建。因此，在以上输入–输出关系相对明确的场景下，模型的简洁性被认为是其重要的设计原则。

然而，这一原则在QSP模型的构建和分析中有时并不适用。进行QSP建模的目的通常是为了探索那些尚不清楚的暴露–效应关系，以及定量描述不同药物治疗策略下生物标志物的变化规律，同时为理解创新药物的生物学起效机制和组合疗法的协同作用机制提供新的视角。因此在适用的研究场景方面，QSP模型与经验型PK/PD模型有较大差异；QSP模型的强机制性使得其在指导未知条件更多即创新药的早期研究与临床转化方面具有独特优势。基于这一因素，尽管简化QSP模型的颗粒度可以减少参数估计的不确定性，但如果过度追求简化，可能与QSP模型旨在深入理解药物作用复杂生物学过程和机制性预测疾病治疗响应的初衷相悖，进而影响其在新药研发尤其是早期临床研发中的实际价值。

综上，研究人员在构建机制QSP模型之前，需要对模型的预期颗粒度进行综合考量，并根据研究问题、可用数据和所需实现的应用目标进行实时调整。为了科学且合理有效地构建适用于新药研发的QSP模型，研究人员通常需要考虑以下5个重要维度。

a. **研发需求**：在构建QSP模型时，首先要明确该模型旨在解决的具体药物研发问题，并设定模型所要完成的具体应用目标。通常，构建QSP模型是为了回答采用传统简化经验型模型所难以解决的研发问题，比如揭示新靶点、新模式药物在人体中的潜在疗效和其暴露与效应间的复杂关系等。

b. **数据收集**：研究人员在构建QSP模型的过程中通常需要运用到疾病和药物相关的生物学、病理学、药代动力学和药理学等领域的相关知识，并需要在建模同时持续收集不同生理和病理层面（如分子、细胞、组织、器官和整体人体水平）的定量数据，用于实时支持模型的参数校准和验证。研究人员在模型构建过程中也可能会遇到实验数据不完整或缺失的情况；在这种情况下，可以利用符合生理、病理和药理机制的科学假设来填补数据的空缺。通过这种方法，即使在数据不完整的情况下，仍然能够构建出具有实用价值的QSP模型。

c. **模型涵盖的药物干预机制**：在构建QSP模型的过程中，研究人员通常会基于已知的药物–靶点相互作用机制以及疾病本身机制等来设计模型细节。然而，由于模型所涵盖组分（如多种蛋白、细胞等）间的复杂相互作用通常无法完全被穷尽，研究人员需要采用多种药理学干预的场景数据来校准和验证模型复杂机制的合理性和准确性。QSP模型的一个关键优势是其能够模拟和测试不同药物对系统的影响（如同时描述作用机制相似但靶点不同的药物药理调控效果），这不仅有助于降低模型参数的不确定性，而且可以提升研究人员对新药物和新靶点潜在作用机制的理解。通过上述校准和验证流程，考察模型是否能够准确反映不同药物或靶点在药理干预后的响应，有助于指导研究人员设计和选择模型的最佳粒度，从而更有效地将模型运用于药物开发和疾病治疗策略的优化中。

d. **模式动物数据的应用与转化**：在药物研发的早期临床前阶段，研究人员通常会在不同种属的生物体上进行大量药物干预实验，以探究药物对疾病的影响。由于不同物种之间的固有差异，单一的模式动物很难完全模拟疾病和药物在人体内的特征和作用机制。QSP模型能够将来自多种临床前模式动物的实验数据进行有效整合，从而帮助研究人员外推药物在人体中的效果并模拟临床患者在接受药物治疗后的动态指标变化，为药物的临床转化应用提供全面的数据分析支持。

e. **多学科合作**：QSP模型以其出色的灵活性和适应性，在新药研发的各个阶段都具有重要应用场景。然而，在QSP建模与分析的过程中，数据缺失是一个常见问题。尤其是对于新靶点、新模式药物，由于相关文献和先例较少，数据更加稀缺。在这类情况下，与合作实验方进行沟通和补充实验显得尤为重要。因此，成功的QSP模型构建与应用需要建模方与多学科合作方之间的深入沟通与共同推进。

3.2 模型调整

QSP模型的构建与调整是一个复杂的过程。一个QSP模型不仅需要准确地描述与目标疾病-药物相关的生理、病理、药理机制，还需要能定量地重现多维度、多模态的实验数据。正是由于QSP模型的复杂性，其构建过程很少能够一蹴而就，而是需要经过多轮的调试与修正才能逐步完善。一般来说，模型调整主要分为两个方面：结构调整和参数调整。总体而言，QSP模型的构建是一个动态和迭代的过程，需要不断地根据新的数据和研究目标进行结构和参数上的调整[10, 11]。

a. **结构调整**：这通常涉及修改现有机制、引入新机制或新药物。在何种情况下需要进行结构调整与QSP模型所需要达到的预测粒度紧密相关，也与模型对于数据的拟合程度有关。例如，在一个A→B→C→D的调控通路中，如果最初建模时主要考虑简化性和可用数据（假设只有A和D的测量值），那么该通路在模型中可被简化为A→D。但如果研究的焦点转向了针对C的药物开发，模型的结构就需要重新调整，可能恢复为A→B→C→D，或者调整为 A→C→D。因此，这种结构调整是动态的，由研究目标、数据多少、拟合优度等多种因素驱动。

b.**参数调整**：这是建模过程中一个持续的关注点。参数调整涉及到对模型中部分参数的数值进行优化，以确保模型能够同时较准确地反映各类实验数据和模型系统应反映的生理、病理、药理学现象。参数的调整有时也伴随着模型结构的调整。

总而言之，在确认了模型的基本结构之后，另一项重要任务是描述多维度、多模态的实验数据。一个严谨的QSP模型应能在保持模型结构和参数集一致的前提下，仅通过微调一些初始条件或参数值（以模拟不同的测试环境，例如药物给药），实现对所有实验数据的全面准确描述。因此，无论是在建模的早期（如构建单个小模块）或后期阶段（如整合所有模块），研究人员都需要进行实时的参数调整，以确保QSP模型对不同来源数据的预测重现能力维持在较好水平。

在构建较复杂的QSP模型时，研究人员应对参数调整设定方案，如可以是按模块进行或者按照特定的生物学通路来逐步进行，而不是等到所有模型细节模块都构建整合完成后再进行一次性的优化（通常难度较大）。递进式地逐步优化模型中的各个模块，不仅可以提高模型的收敛概率，还能减少结果的不确定性，有助于提升模型的整体稳定性和可靠性。

3.3 模型敏感性分析

模型敏感性分析是QSP模型分析中的一个重要步骤。通过采用局部或全局的敏感性分析方法，例如PRCC法、eFAST法、Sobol法和Morris法等，可以高效识别出对模型主要输出具有显著影响的关键模型参数。在QSP模型中，这些参数通常具有生理意义（比如对应生理病理调控过程、药物作用过程等），因此，模型敏感性分析有助于揭示新的潜在治疗途径，包括有效的组合治疗策略和新的治疗靶点。此外，模型敏感性分析的结果也可提示研究人员需要重点关注的参数，从而可以针对性采取适当参数收敛方法以增强模型的稳健性等。

除了敏感性分析外，研究人员在进行QSP模型分析时还常用一些其他类型的分析，比如运用受试者工作特征曲线（receiver operating characteristic curve, ROC）来评估生物标志物的预测价值，以及进行剂量-效应分析来探索不同剂量对应的药物疗效关系等。由于生物标志物或剂量效应的分析往往需要基于患者群体而非单一个体，因此这些方法与QSP模型的另一个关键分析手段——虚拟临床试验紧密相连。

3.4 虚拟患者/群体-虚拟临床试验

虚拟临床试验是QSP模型研究的重要组成部分：它允许在不进行实际人体试验

的前提下，通过在基于QSP模型创建的虚拟患者群体中模拟各种研究方案和患者治疗结局指标，从而定量评估不同药物方案的临床反应（包括有效性和安全性），识别与疾病治疗结果相关的潜在生物标志物。虚拟临床试验作为一种高通量模拟方法，可以帮助研究人员前瞻性地筛选出最有可能获得临床成果的试验方案和药物治疗策略，减少临床盲目试错，进而提升新药的临床研究成功率和患者获益。在运行虚拟临床试验时，研究人员通常会整合多维度的临床数据，以确保所构建的虚拟患者群体具有较好的临床相关性，以及提升模型预测结论的可靠性。进一步，通过虚拟临床试验的方法，研究人员可在综合考虑潜在疗效、安全性、可行性的基础上设计出更加精准和有效的临床试验方案，辅助研发决策，减少研发时间和成本[12]。

通常，研究人员首先会基于完整的QSP模型构建一个标准的虚拟患者（即在各方面均符合标准真实患者的指标范围和响应程度）。标准虚拟患者可被用于定量预测疾病的发生发展过程以及药物治疗的效果，而模拟出的结果需与真实患者情况形成较好对应。为了实现这一目标，研究人员首先需要运用多维度的实验数据对QSP模型涵盖的各项参数进行细致的校准和优化，以确保所有参数范围均处于合理的区间。研究人员会基于这些参数范围并结合真实患者的特征（如各项指标的中位数）生成一个标准的虚拟患者，以定量模拟患者在药物治疗前和治疗后的各项指标水平和前后动态变化趋势。

然而，在许多疾病中，单一的虚拟患者并不足以代表临床试验入组人群的整体多样性和异质性。由于部分疾病本身机制的复杂性和患者间的个体差异，即使在相同的药物治疗条件下，不同患者的反应也可能大相径庭。为了克服这一短板，研究人员通常会运用多维临床数据和生理、病理学知识构建基于QSP模型的虚拟患者群体。构建虚拟患者群体时，不仅需要从模型参数的合理范围内选取数值，还要确保群体内部具有足够的个体间变异度，以反映临床研究中常见的个体间差异。在这一思路下，经过多轮的构建和优化，最终形成的虚拟患者群体将能针对所研究的疾病较真实地反映现实患者人群的多样性和生理病理方面的差异（图1-3）。进而，研究人员基于这样的虚拟患者群体可以准确预测和评估药物在人群层面以及不同患者亚群中的疗效和安全性，并基于这些高通量、大样本的模拟结果优化临床给药剂量和给药方案，指导生物标志物筛选和精准个体化治疗[13]。

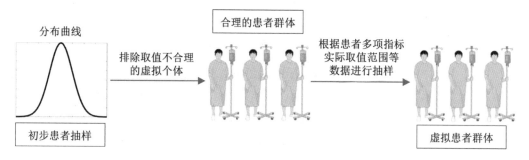

图1-3 虚拟患者群体构建的常见流程

4 定量系统药理学领域的发展方向

QSP领域的未来技术发展大致有如下3个主要方向。首先是针对特定病种的大规模QSP疾病模型平台的建设。这些平台主要针对药物研发迭代较快和未满足需求较大的疾病领域（如肿瘤、糖尿病等），通常具有如下特点：①涵盖了疾病相关的大量生理病理机制通路与多个药物靶点，具有较高的整体复杂性，能够整合不同药物的多尺度数据和患者的多维临床数据；②可模拟未经治疗的患者疾病进展状态，包括各种亚型或表型；③可定量模拟新治疗方案与现行标准治疗方案在有效性和安全性方面的差异；④支持多种研发应用，如评估不同药物组合和治疗方案的临床响应，筛选生物标志物及评价其在患者分层中的有效性，以及指导早期靶点转化可行性分析等；⑤针对同一疾病（或机制相关疾病），支持实时的数据整合和模型平台的不断扩充，可多次重复使用该平台以持续指导药物研发中的新需求和新方向（如新靶点、新组合、新模式、新迭代等）。鉴于以上独特优势，在QSP疾病平台模型建设方面的投资对制药企业而言具有显著的长期价值和实用意义，且其已经成为国际顶尖药企纷纷布局的重点方向[8, 14]。本书第四章以肿瘤免疫方向为例对QSP疾病模型平台这一重要理念进行了详细论述。

QSP领域的第二大发展方向是与其他建模技术的结合。目前，QSP模型主要依赖于常微分方程组和生物学原理来构建，但它们在描述生物学事件中的随机性方面以及生化信号调控之外的生物学过程方面存在一定的局限性。为了克服这一局限，QSP模型可以与以下4种方法进行融合：①统计进展建模：通过结合这一方法，QSP模型能够更好地描述概率性事件，从而更加准确预测临床试验中的多因素概率进展终点；②ABM建模：融合ABM可以提升模型对组织空间异质性的预测能力；③流体力学建模：与流体力学模型的结合有助于对特定生物物理过程（例如动脉硬化斑块的形成与破裂，哮喘患者的气道损伤与气流阻塞等）进行更精确的定量分析；④机器学习建模：QSP模型与机器学习技术的融合，有望在模型参数的高效估计和模型指标的降维分析方面带来新的突破。总而言之，QSP与其他建模方法的融合能够更好地实现对疾病宏观和微观特征在多尺度上的定量和定性重现，从而使得模型产生的虚拟患者群体更加贴近真实，进而显著提升模型的预测和转化应用能力（图1-4）。

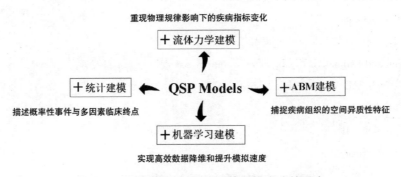

图1-4 QSP模型与其他计算建模方式的融合

第三个重点关注的发展方向是QSP模型与多组学数据的融合[15, 16]。当下患者多组学数据的可及性日益增加，且单细胞测序、空间转录组等新兴技术方法不断涌现，有望对QSP模型和虚拟患者中的多层面生理变量和调控机制提供重要数据来源，如基因突变状态、mRNA和蛋白表达量、靶组织中的不同细胞组分、免疫激活和免疫细胞克隆多样性等。考虑到目前在QSP模型中的多组学数据整合仍存在一定的碎片化问题，如何更好地实现多组学数据的全方位整合仍是QSP领域持续探索的重要方向。

》》 参考文献

1. Dowden H, Munro J. Trends in clinical success rates and therapeutic focus[J]. Nat Rev Drug Discov, 2019, 18(7):495-496.

2. Wong CH, Siah KW, Lo AW. Estimation of clinical trial success rates and related parameters[J]. Biostatistics, 2019, 20(2):273-286.

3. Sorger PK, Allerheiligen SR, Abernethy DR, et al. Quantitative and systems pharmacology in the post-genomic era: new approaches to discovering drugs and understanding therapeutic mechanisms. An NIH white paper by the QSP workshop group[EB/OL]. (2011-10)[2024-10]. http://www. semanticscholar. org/paper.

4. Bradshaw EL, Spilker ME, Zang R, et al. Applications of Quantitative Systems Pharmacology in Model-Informed Drug Discovery: Perspective on Impact and Opportunities[J]. CPT Pharmacometrics Syst Pharmacol, 2019, 8(11):777-791.

5. Cucurull-Sanchez L. An industry perspective on current QSP trends in drug development[J]. J Pharmacokinet Pharmacodyn, 2024, 51(5):511-520.

6. Schoeberl B, Eichler-Jonsson C, Gilles ED, et al. Computational modeling of the dynamics of the MAP kinase cascade activated by surface and internalized EGF receptors[J]. Nat Biotechnol, 2002, 20(4):370-375.

7. Nijsen M, Wu F, Bansal L, et al. Preclinical QSP Modeling in the Pharmaceutical Industry: An IQ Consortium Survey Examining the Current Landscape[J]. CPT Pharmacometrics Syst Pharmacol, 2018, 7(3):135-146.

8. Chan JR, Allen R, Boras B, et al. Current practices for QSP model assessment: an IQ consortium survey[J]. J Pharmacokinet Pharmacodyn, 2022:1-13.

9. Ribba B, Grimm HP, Agoram B, et al. Methodologies for Quantitative Systems Pharmacology (QSP) Models: Design and Estimation[J]. CPT Pharmacometrics Syst Pharmacol, 2017, 6(8):496-498.

10. Friedrich CM. A model qualification method for mechanistic physiological QSP models to support model-informed drug development[J]. CPT Pharmacometrics Syst Pharmacol, 2016, 5(2):43-53.

11. Androulakis IP. Towards a comprehensive assessment of QSP models: what would it take?[J]. J Pharmacokinet Pharmacodyn, 2022, 51(5):521.

12. Allen RJ, Rieger TR, Musante CJ. Efficient Generation and Selection of Virtual Populations in

Quantitative Systems Pharmacology Models[J]. CPT Pharmacometrics Syst Pharmacol, 2016, 5(3):140−146.

13. Cheng Y, Straube R, Alnaif AE, et al. Virtual Populations for Quantitative Systems Pharmacology Models[J]. Methods Mol Biol, 2022, 2486:129−179.

14. Musante CJ, Ramanujan S, Schmidt BJ, et al. Quantitative Systems Pharmacology: A Case for Disease Models[J]. Clin Pharmacol Ther, 2017, 101(1):24−27.

15. Lazarou G, Chelliah V, Small BG, et al. Integration of Omics Data Sources to Inform Mechanistic Modeling of Immune−Oncology Therapies: A Tutorial for Clinical Pharmacologists[J]. Clin Pharmacol Ther, 2020, 107(4):858−870.

16. Arulraj T, Wang H, Ippolito A, et al. Leveraging multi−omics data to empower quantitative systems pharmacology in immuno−oncology[J]. Brief Bioinform, 2024, 25(3):4.

第二章

定量系统药理学模型在前沿创新药研发中的应用

赵 宸[1]，王亚宁[2]

1 南京医科大学；2 上海瑞宁康生物医药科技发展有限公司

1 定量系统药理学模型在新药研发中的发展历程

针对新药研发中临床试验阶段整体成功率低的全球性问题，定量系统药理学（QSP）建模的新理念于2011年在美国被正式提出[1]。QSP的研究理念基于数学建模，覆盖生物分子（如基因、蛋白）、信号通路、细胞、组织及整个人体等不同的生理层次，可定量实现对临床前和临床层面多种模式和维度数据的系统性整合。该类模型从机制层面出发，能够定量并动态地揭示疾病发展过程中的多尺度生理和病理调控机制，同时预测药物干预靶点后在疗效和毒性方面的变化，从而实现对临床试验的前瞻性、高通量模拟分析，优化临床研究设计，减少不必要的试错，提高药物临床开发的效率和精确度（图1-1）。与传统的药代动力学/药效学（pharmacokinetics/pharmacodynamics，PK/PD）建模相比，QSP在新药研发中具有独特的转化应用优势，特别是在临床前靶点验证、药物转化潜力评估、组合疗法预测以及早期临床研究等关键场景。因此，QSP建模和其衍生的相关研究方法（如虚拟临床试验）在经历了从方法学探索到案例验证到实际研发应用的逐步发展后，目前已成为全球一线药企中模型引导药物研发模式（model-informed drug development，MIDD）中的重要新工具，并在近年来的全球前沿新药研发中发挥了相当重要的决策指导作用[2]。

2011年QSP白皮书的正式发布标志着其发展进入了关键阶段（表2-1）。2018年，Nijsen等人发布的行业调查显示，QSP建模的研究方法在欧美日等国家和地区的三十多家制药企业中已被应用于临床前和临床开发中的多个阶段。其中，近90%的受访药企代表表示，QSP在其新药研发的整体过程中扮演着"重要"或"非常重要"的角色[3]。2019年，Ermakov等人进行了一项关于新药研发中QSP建模工具使用的调研。反馈结果显示，QSP建模科学家们更倾向于使用MATLAB、R等较灵活的建模软件，而在开发的模型类别方面，绝大部分（95%）的日常QSP建模工作为基于常微分方程组的模型，以及少部分的其他类别模型包括随机模型、偏微分方程

表 2-1　QSP 在新药研发中应用情况的全球行业调研摘要

调研论文	调研范围	主要结论
Nijsen, et al, 2018, *CPT:PSP*	围绕 QSP 在新药研发中的应用, 调研了国际药物研发创新与质量联盟中的 20 多家代表性药企	1. 超过 80% 的受访药企自 2015 年或更早即开始在研发中使用 QSP 模型, 87% 的药企认为 QSP 在其新药研发中发挥了"重要/非常重要"的作用 2. 大多数公司表示其日常 QSP 模型开发主要包含为解决特定问题的适用型中型模型和大型疾病平台模型; QSP 模型的开发时间通常为 3~12 个月, 疾病平台模型在数据和开发时间方面需求更高
Ermakov, et al, 2019, *CPT:PSP*	调研对象为欧美一线制药公司中的 100 余名建模科学家, 总结了其日常使用的建模工具软件	1. 2/3 的受访人员为 QSP 建模科学家; 大部分被调查公司表示, 他们的 QSP 团队包括 5~10 或 10 名以上的专职人员 2. QSP 建模中的三大主要软件: MATLAB、R、NONMEM 3. QSP 模型的主要类型为 ODE(95%), 其次是统计(44%)、随机(29%)、PDE(19%)和 ABM(14%)
Bai, et al, 2021, *AAPS J*	美国 FDA 与 20 家欧美日一线药企召开 QSP 专题研讨, 并由 8 家公司展示了 QSP 支持研发的具体案例	1. 8 个 QSP 应用案例涵盖了多个疾病领域和药物模式: 5 个 QSP 案例被评为"良好", 另外 2 个 QSP 案例被评定为"优异", 代表 QSP 极大推动了其新药的临床开发 2. QSP 的应用场景涵盖了从临床前到临床到上市后评估的多个关键阶段; 从药品监管角度, QSP 模型构建和虚拟患者生成流程以及虚拟临床试验的方法需要进一步标准化
Chan, et al, 2022, *J PKPD*	调研对象为 20 余家欧美代表性药企的 88 名 QSP 科学家, 探讨了 QSP 在药物研发中的实践情况	1. 超过 1/3 的受访人员表示其日常主要开发复杂的疾病平台模型; 虚拟患者/虚拟临床试验是临床阶段 QSP 模型分析中最常见的手段 2. QSP 模型的开发和分析过程中常使用多模式的临床前和临床数据, 对 RWE 和多组学数据的使用仍有提升空间 3. 超过 50% 的受访人员表示, 其部门或公司从不公开发布 QSP 模型及建模中使用的数据
Lemaire, et al, 2022, *CPT*	调研对象为全球代表性制药公司的 130 余名科学家, 总结了 QSP 在肿瘤免疫药物开发中使用情况	1. 约 46% 的受访人员为 QSP 建模科学家, 33% 为临床药理学家(非 QSP 领域), 其余包括临床医生、统计学家、药理学家等 2. QSP 主要解决的五大药物研发问题为: 给药方案预测、药物组合策略评估、临床试验模拟和设计、生物标志物评价、患者分层 3. QSP 建模的三大挑战: 实验数据的整合与共享, 开发模型所需时间相对较长, 模型验证和预测性能评估尚无统一标准

注: 常微分方程(ordinary differential equation, ODE); 偏微分方程(partial differential equation, PDE); 真实世界证据: (real world evidence, RWE)

模型、个体化随机模型（agent-based modeling，ABM）等[4]。2020年，美国FDA与近20家欧美日跨国制药企业代表举行了一次QSP闭门讨论会。在这次会议上，8家公司展示了他们近年来的QSP应用案例，其中7个案例获得了与会者的高度评价，而在两个案例中QSP的应用被认为显著加快了相关药物的临床开发进程[5]。2022年，Chan等人联合国际药物研发创新与质量联盟（IQ Consortium）针对QSP建模使用的行业现状进行了深度调研。受访者表示，超过1/3的日常QSP建模工作为较为复杂的疾病平台模型，另有较显著部分为针对特定研发问题（如起始剂量预测等）的适用型（fit-for-purpose）建模。然而，超过半数的受访者表示其通常不会公开发表所开发的QSP模型：调研结果中，表示公司支持完全发表QSP模型细节的占比仅为17%[6]。2022年，国际定量药理学会QSP特别研究小组（ISoP QSP SIG）的Lemaire等人围绕肿瘤免疫研发中QSP的开发与使用进行了详细调研。该调研共纳入了数十家全球药企和科研机构的一百三十余名科研人员，其中约半数为专职QSP建模科学家，并有约30%的受访人员为熟悉基础临床药理建模的科学家（平时不从事QSP建模）。主要调研结果显示，QSP模型在新药研发中的应用场景主要包括临床给药方案（包括剂量、周期）设计、药物组合治疗策略评估、临床试验模拟和药效评估、生物标志物有效性评估和患者分层等（图2-1）[7]。

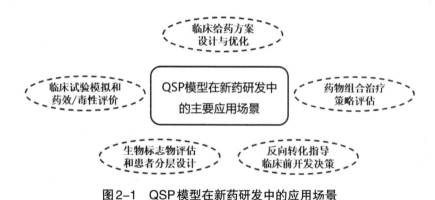

图2-1 QSP模型在新药研发中的应用场景

除了欧美制药工业界对QSP建模的持续重视和布局外，欧美药品监管机构也对QSP建模解决方案持积极开放态度。2024年美国FDA发布的权威统计报告显示，其收到的全球制药公司近年来提交的QSP模型分析报告数量呈现明显的增长趋势，从2013年的不到5项增至2023年的逾80项[8]。另一份美国FDA官方统计文章显示，截至2022年底，在罕见病新药研发的申报中美国FDA共收到121份QSP模型分析报告，其中超过2/3的应用场景为早期临床研究设计[9]。药物模式方面，在公开报道的文献中QSP模型的应用已拓展至传统小分子和大分子药物外的各类新兴药物模式，包括双特异性抗体、多特异性抗体、抗体偶联药物、细胞治疗、基因治疗、细胞因子融合药物、核酸类药物、基因编辑类药物、蛋白水解靶向嵌合体（proteolysis targeting chimeras，PROTAC）等（表2-2）。

表 2-2　QSP 建模在新模式药物研发中的部分应用案例

药物模式	代表性 QSP 模型案例和应用场景	模型开发方	参考文献来源（PMID/ 网址）
双特异性抗体	用于设计 mosunetuzumab 的全新临床给药方案，实现增效减毒	基因泰克	32859946
多特异性抗体	评估三特异性抗体 SAR442257 的药效转化指标	赛诺菲	35768621
细胞治疗	用于优化血液瘤 CAR-T 治疗产品的组分	武田制药	37448297
基因治疗	构建了 AAV 基因治疗的整体框架模型	阿斯利康	https://www.sciencedirect.com/science/article/pii/S2405896323000319
抗体偶联药物	构建了抗体偶联类药物治疗的整体框架模型	百时美施贵宝	28540623
核酸类药物	设计 Crigler-Najjar 综合征的 mRNA 治疗药物的首次人体临床试验剂量	Alexion Pharmaceuticals	29637732
细胞因子融合药物	整合 XmAb24306 的临床前动物 PK/PD 数据以指导临床剂量优化	基因泰克	37084985
基因编辑类药物	基于临床前数据预测 NTLA-2001 产品的临床 PK/PD 和临床剂量	Intellia Therapeutics	37429825
PROTAC	临床前 PROTAC 类药物性质设计	拜耳	36678824
溶瘤病毒	溶瘤病毒及组合治疗临床设计	安进	36564918
肿瘤新抗原	建立了肿瘤新抗原治疗的个体及群体模拟框架	美国 FDA	38427689

注：嵌合抗原受体 T 细胞（chimeric antigen receptor T-Cell，CAR-T）；腺相关病毒：（adeno-associated virus，AAV）

在我国，由于本土制药企业对 QSP 理念的接触时间较短，目前其在我国药企新药研发中的使用仍处于起步阶段，整体研发布局、技术水平和人才支撑等相比于欧美药企仍有显著差距[10]。但在监管方面，QSP 前沿模型模拟方法已得到了我国药监机构的高度关注。2021 年底，国家药品监督管理局药品审评中心（Center for Drug Evaluation，CDE）发布了《创新药临床药理学研究技术指导原则》，其中"其他前沿方法"章节首次提及了 QSP 并鼓励企业在科学合理的条件下运用该类技术进行研究探索。随后，在 CDE 发布的《成人用药数据外推至儿科人群的定量方法学指导原则（试行）》《细胞治疗产品临床药理学研究技术指导原则（试行）》《模型引导的罕见病药物研发技术指导原则（征求意见稿）》以及《抗体偶联药物临床药理学研究技术指导原则（征求意见稿）》等文件中，均有对 QSP 建模应用场景的描述，如先进细胞治疗药品的临床给药方案设计和产品表型优化，罕见病药物疗效和安全性方面的补充分析，以及抗体偶联药物的剂量选择和暴露-效应分析等。2024 年，

CDE发布了《模型引导的创新药物剂量探索和优化技术指导原则》，该纲领性文件提出，基于QSP模型对疾病–药物复杂互作机制和多维数据的强大整合能力，其可从疗效和安全性的综合角度更加全面地实现从靶点干预、通路变化到治疗反应等关键临床终点的定量预测，从而在临床试验的全周期中支持新药的临床剂量探索和优化。总体而言，前沿的QSP建模理念已逐渐获得我国药品监管机构的认可和支持，其价值将进一步受到我国本土药企的重视，未来QSP将在我国的原创新药研发中发挥更加重要的作用[11]。

2 基于定量系统药理学模型指导新药研发决策的应用案例

以下将通过国际上具体的QSP应用案例阐述QSP建模及其衍生的虚拟临床试验研究方法在推动前沿新药研发与支持监管审评中的重要价值。案例将按照如下应用场景类别分别进行介绍：临床前药物靶点成药性评价、临床给药方案设计、临床给药剂量预测、药物临床安全性评价、反向转化与疾病机制解析，以及QSP疾病平台模型驱动的组合治疗策略评估和生物标志物评价等。更多监管审评中的QSP应用案例详见本书第九章中的相应介绍。

2.1 临床前药物靶点成药性评价

2.1.1 G蛋白偶联受体119

G蛋白偶联受体119（GPR119）曾被认为是糖尿病治疗领域一个具有重要潜力的新靶点，一度吸引了众多知名制药公司开发针对该靶点的激动剂以治疗2型糖尿病，辉瑞公司也是其中之一，并有类似产品处于临床前阶段。尽管彼时市场上已有其他竞争企业的GPR119激动剂在Ⅰ期临床试验中显示出一定的疗效信号，但GPR119靶点的成药潜力仍然存在不确定性。为了更准确预测辉瑞内部在研GPR119激动剂的临床效果并比较其与当时市场上已有的糖尿病治疗药物的疗效优劣，辉瑞的研发团队针对2型糖尿病建立了一个QSP模型平台。该平台涵盖了2型糖尿病的主要生理病理机制，以及GPR119和DPP-4、GLP-1等其他多个相关靶点和对应治疗药物的作用机制（图2-2）。运用这一模型，研究人员创建了2型糖尿病的患者群体，预测并比较了辉瑞的GPR119激动剂与其他已上市药物（如西格列汀和艾塞那肽）在降低患者糖化血红蛋白水平方面的效果。模型预测结果显示，辉瑞的GPR119激动剂的潜在临床最佳疗效仅与西格列汀相当，整体疗效展望空间较小[12]。

基于这些发现，辉瑞决定终止其GPR119激动剂的临床开发计划。随后的几年中，其他欧美制药公司如强生和葛兰素史克（GSK）等开展的GPR119激动剂治疗2型糖尿病的Ⅱ期临床试验均因为疗效不佳而宣告失败。这些结果进一步验证了辉瑞团队运用QSP模型进行疗效预测和产品管线决策的正确性和前瞻性，即在临床前阶段，通过对内部GPR119激动剂候选药物成药性的准确预测，间接为公司节省了数千万美元的无效临床研发成本[12]。

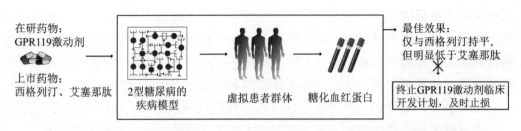

图2-2 基于QSP模型预测GPR119激动剂临床疗效并指导后续研发决策

2.1.2 Seribantumab

Seribantumab是第一代靶向人表皮生长因子受体3（human epidermal growth factor receptor 3，HER3）以治疗癌症的抗体类药物，目前处于临床试验阶段。彼时，美国Merrimack公司的研发团队围绕HER家族（包括HER1-4）下游的信号通路网络构建了一个临床前的机制性QSP模型，并通过模型敏感性分析和实验验证共同揭示了HER3在控制癌细胞存活和耐药性方面的关键作用[13, 14]。基于上述发现，Merrimack公司针对HER3靶点开发并优化了seribantumab抗体。研究人员还运用模型分析筛选了疗效相关的预测性生物标志物，以指导该药物在临床试验中的最佳受试者群体选择。

Seribantumab是首个通过机制建模指导靶点选择并进入临床试验的抗肿瘤药物。目前，该药物于2022年获得了美国FDA授予的快速通道认定，用于治疗携带NRG1（即HER3配体）融合突变的癌症患者。最新的CRESTONE临床研究结果显示，seribantumab在上述患者群体中的客观缓解率（objective response rate，ORR）为36%，疾病控制率为95%，显示了其具有良好的治疗潜力[15]。

2.2 临床给药方案设计

2.2.1 Mosunetuzumab

在研发全球首个CD3 × CD20双特异性抗体mosunetuzumab的过程中，美国基因泰克公司的科研团队采用了QSP建模和虚拟临床试验的方法，前瞻性地为该药物设计出了一种新型临床用药方案，并在随后的首次人体临床试验中成功地验证了这项基于模型设计新方案的重要临床价值。围绕mosunetuzumab及其目标治疗的疾病（非霍奇金B细胞淋巴瘤），基因泰克的Hosseini等人在该药物进入临床试验之前开发了一个机制性QSP模型，用于阐明mosunetuzumab在人体内的代谢分布过程，其与该疾病中核心调控细胞和靶点的相互作用，以及药物在结合靶点后所驱动的下游疗效和不良反应变化，并希望通过模型模拟设计出可实现增效减毒的最佳临床试验用药方案[16]。通过整合多组mosunetuzumab临床前体内外实验数据以及另一关联药物的早期临床研究数据，研究人员对模型的预测能力进行了校准和优化，并进一步模拟分析了不同mosunetuzumab给药方案可如何定量影响患者群体层面的抗肿瘤效果和关键不良反应——细胞因子释放综合征（cytokine release syndrome，CRS）的发生。随后，研究人员通过高通量虚拟临床试验分析得出了重要预测结论，即在首个治疗周期中采用低剂量且逐渐递增的分次给药策略可有效降低CRS的发生率，并有望提升药物的总剂量和潜在抗肿瘤效果（图2-3）。

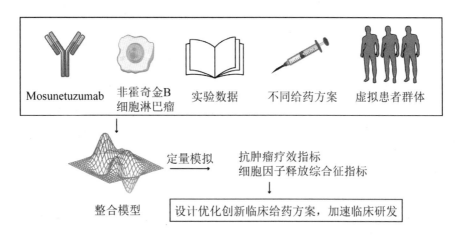

图2-3　基于QSP模型设计创新CD3×CD20双抗药物的全新临床给药方案

　　基于上述分析，基因泰克公司在mosunetuzumab的首次人体Ⅰ期临床试验中申报测试了上述的新给药方案并获得了美国FDA的批准。临床试验结果表明，与传统抗体类药物给药方案（q3w）相比，新方案显著提升了患者接受的药物剂量（达到了数倍的增长），进而显著提升了临床患者的客观缓解率和完全缓解率——上述有效性指标实现翻倍。同时，两组患者中CRS的发生率几乎一致，即新方案下患者们接受了更高剂量但并未引起额外的不良反应事件。因此，Ⅰ期临床试验数据在抗肿瘤疗效和CRS两个关键维度上均证实了基于QSP模型设计的新给药方案的临床有效性和巨大转化价值[17]。Mosunetuzumab基于以上Ⅰ期试验的优异临床结果获得了美国FDA授予的突破性疗法认定，使得其临床开发进程得以大大加速，并最终于2022年成功提前获批上市，拔得了该领域药物的头筹，为药企和患者带来了巨大获益和社会价值[18]。

2.2.2　Paxlovid

　　在新冠疫情席卷全球之际，美国辉瑞公司的研究团队基于其公司的内部模型库，在短时间内围绕新冠疾病进展和药物治疗成功构建了一个全面的QSP模型平台，并有效支持了其重磅新冠治疗药物Paxlovid的高效研发。该QSP模型全面考虑了近十种免疫细胞和十余种细胞因子在新冠病毒感染和炎症反应中的相互作用，并可模拟上述调控所导致的肺组织损伤以及相关临床生物标志物的动态变化[19]。研究人员通过对多个不同模块进行测试，确保模型在模拟新冠病毒感染后的患者生理病理指标变化方面可与真实患者情况相匹配，而针对关键临床观测指标如病毒载量、干扰素和白介素6水平，该QSP模型同样能够准确反映临床患者群体所观测到的数值范围。随后，研究人员在模型中整合了多种潜在治疗药物的真实疗效数据，包括礼来和再生元的抗体鸡尾酒疗法以及默克的小分子抗病毒药物。上述药物的临床试验数据在QSP模型的优化以及虚拟患者群体的临床校准中发挥了重要作用，使得研究人员进一步增强了对模型预测结果的信心。

在Paxlovid与时间赛跑的临床开发过程中，研究人员运用该QSP模型和虚拟临床试验分析，在整合新产生的健康人血药浓度数据后，对即将开展的患者临床试验方案做出了重要前瞻性设计：模型模拟预测连续5天的Paxlovid给药方案将为患者带来显著的临床获益并达到最佳的性价比。这一临床给药方案随后被直接应用在Paxlovid的关键 II / III 期临床试验中（EPIC–HR研究），而临床试验结果充分证实了该源于模型设计给药方案的科学性和有效性[20]。总体而言，QSP建模分析在Paxlovid的临床决策和快速上市中起到了核心推动作用。

2.3　临床给药剂量预测

2.3.1　Pembrolizumab

在全球重磅程序性死亡受体–1（programmed cell death protein 1，PD–1）抗体pembrolizumab的研发过程中，美国默克公司的Lindauer等人为了预测pembrolizumab在临床试验中的有效剂量，运用临床前数据构建了一个机制性的转化模型以模拟人体中pembrolizumab的代谢分布和潜在剂量–效应关系[21]。该模型包含了pembrolizumab的药物动力学模块（如体内转运和消除、血浆中与PD–1的结合、肿瘤血管渗透以及瘤内不同区室的分布），以及描述药物与肿瘤内T细胞上PD–1结合并控制肿瘤生长的模块。Lindauer等人综合运用药物体外实验数据、小鼠体内实验数据和文献数据对模型进行定量校准后，将部分小鼠相关参数替换为人体相关的新参数，并模拟了不同剂量下pembrolizumab对临床患者肿瘤大小的调控效果。模拟结果指出，患者使用每3周2mg/kg的临床给药剂量将有望带来显著的临床获益，而当剂量超过每3周2mg/kg时，药物在患者群体层面的抗肿瘤效果已达平台期，不会再产生疗效方面的显著差异。基于这一模型预测的剂量–反应关系，研究人员确定了将2mg/kg每3周的给药剂量作为评估KEYNOTE–001在恶性黑色素瘤患者扩展队列研究中的最低起效剂量，且该预测也得到了后续临床试验结果的验证，并与最终pembrolizumab在该患者群体获批的临床剂量接近（每3周200mg）。

2.3.2　Epcoritamab

美国Genmab公司的Li等人围绕其CD3×CD20双抗类药物epcoritamab的临床剂量选择，曾开发了一个基于机制的跨尺度转化预测模型[22]。该模型包含了一个描述体内药物分布的小型PBPK模块（皮下给药）、T/B细胞的体内转运和生命周期模块、epcoritamab的靶点结合模块、T细胞激活模块，以及B细胞与肿瘤细胞杀伤模块（共计60余参数），并运用了体外实验数据（如结合活性）、临床前食蟹猴PK和PD

指标、临床Ⅰ期患者PK、生物标志物（如基线免疫细胞计数）、安全性指标（如CRS）和个体肿瘤大小变化等多尺度数据进行了递进式的模型校准。随后，研究人员在基于模型的扩展虚拟患者群体中，按照类似mosunetuzumab基于模型探索出的分步递增式给药方案，测试了不同给药剂量下的临床潜在获益。通过模型分析发现，控制细胞杀伤的三聚体复合物形成水平在48~96mg的稳定给药剂量区间内已趋向稳定，而在更高的剂量下有下降趋势，而群体层面模拟得出的临床获益（ORR）也在48~192mg剂量区间内达到最大化。因此，平衡有效性和安全性方面的已有信息，48mg剂量被选择为Ⅱ期临床试验的推荐稳定给药剂量。该药物于2023年中获批上市，其最终确定的临床稳定给药剂量即为48mg，与机制模型的预测一致。

2.4 药物临床安全性评价

2.4.1 大分子药物的免疫原性

大分子药物的免疫原性是药物研发中的一个普遍问题。目前，评估大分子药物免疫原性的方法主要包括抗体蛋白序列的生物信息学分析、体外MHC结合实验等，然而这些方法并不能定量预测患者层面的体内抗药抗体（anti-drug antibody，ADA）产生情况以及ADA对抗体药物临床疗效的实际影响。为了解决这一问题，辉瑞公司的Chen等人开发了一个具有里程碑意义的多尺度机制性QSP模型。该模型详细描述了体液免疫应答过程中的关键生理调控环节，包括树突细胞、B细胞、T细胞、浆细胞等免疫细胞的增殖、分化、激活、抗原呈递和识别过程，以及ADA的分泌、治疗性抗体和ADA在体内的时空分布与相互中和作用等[23]。基于其覆盖的广泛机制，该QSP模型可模拟出一系列临床层面的量化指标，如血浆中的免疫细胞计数、ADA浓度、治疗抗体浓度、患者群体中ADA阳性率等，并可与临床试验测量数据进行直接比较，从而为大分子免疫原性评估这一重要问题提供了更为精确的转化评估工具[24]。随后，美国Certara公司的研究人员继续拓展了Chen等人的QSP模型并添加了生物大分子体内分布的详细生理药代动力学模块，形成了一个更加全面的预测平台（即Certara的IG Simulator）。该平台在输入特定治疗性大分子药物的对应PK、生物信息学预测以及体外细胞实验结果后，即可输出临床层面该药物的潜在ADA水平和ADA阳性率等预测，并已在十余个单克隆抗体药物上完成了良好的转化验证，目前其仍在持续优化中以提升对更多新模式大分子药物（如双抗、细胞因子等）的预测性能[25, 26]。

2.4.2 药物的肝毒性

肝脏是人体中药物代谢的关键器官，因此药物的肝毒性是药物安全性评价中的一大重点。尽管体外实验在临床前小分子药物的肝毒性评价中被广泛使用，但如何解读体外实验结果以更准确预测患者在临床中出现严重药物诱导肝损伤的风险，仍是小分子药物研发中的一大挑战。为了解决这一问题，美国在2011年启动了DILIsim计划。这是一个由学术界、制药公司和美国FDA共同参与的合作项目，经过多年的研发，该项目成功开发了DILIsym®模型软件（该软件目前为美国SimulationsPlus公司的商业化产品）[27]。DILIsym®是首个基于机制性定量系统药理－毒理学模型的小分子药物临床肝毒性预测平台，该平台详细描述了小分子药物引起肝毒性的生物学机制，涵盖了药物的分布与代谢、肝细胞的生命周期、脂肪代谢及其毒性、氧化应激反应、胆汁酸的处置和毒性、线粒体功能、免疫反应，生物标志物等子模块。DILIsym®平台使用药物的特异性体外实验数据（线粒体毒性、胆汁酸转运体抑制等）以及代谢分布数据作为输入，并通过结合PBPK模块以预测不同人群和不同种属动物中药物诱导的肝毒性指标变化（如谷丙氨基转移酶、谷草氨基转移酶、胆红素），从而对药物的临床肝毒性评价提供量化依据[28]。本书第十章详细介绍了DILIsym平台在小分子药物临床肝毒性转化评估中的应用。

2.5 反向转化与疾病机制解析

2.5.1 心血管系统

鉴于新药研发的高成本和高风险，研究人员通常需要从既往药物临床经验（包括失败的临床试验）中不断探索与疾病核心调控通路相关的生物学或药理学机制，以指导新的研发工作。在心血管疾病领域，高密度脂蛋白胆固醇（high density lipoprotein cholesterol，HDL-C）曾被广泛认为可通过调控胆固醇逆向运输（reverse cholesterol transport，RCT）过程，将外周组织中多余的胆固醇运回肝脏，从而减少动脉粥样硬化斑块的形成，降低心血管疾病的发生风险。然而，罗氏等公司的多个旨在提升HDL-C的药物产品并未在临床试验中获得成功[29, 30]，从而使得研究人员开始重新审视心血管疾病风险、动脉粥样硬化与RCT等过程之间的联系。围绕这一问题，罗氏公司的Lu等人围绕脂代谢和RCT过程构建了一个QSP模型，包含了HDL的几何结构、其与载脂蛋白ApoA-I的相互作用，以及在HDL重塑过程中脂质缺乏ApoA-I的再生[31]。研究人员在运用多尺度临床前和临床数据对模型进行了定量校准后，基于模型详细探索了该通路中的两个重要靶点（胆固醇酯转运蛋白CETP，脂类转运蛋白ABCA1）的调控作用。在虚拟群体中的模拟分析发现，上调ABCA1可有效增加RCT速率和HDL-C水平；相比之下，抑制CETP虽可提升HDL-C水平但无法增加RCT速率，这也为CETP抑制剂类药物的临床不佳表现提供了机制层面的定量解释。随后，罗氏和基因泰克的Gadkar等人继续拓展了该脂代谢模型并探索了更多靶向疗法的潜在治疗效果，如ApoA-I诱导剂、重组HDL输注、脱脂HDL输注等，并分析了不同靶点和治疗手段在治疗急性心血管疾病和长期预防间的不同比较优势[32]。这一系列工作为整合脂代谢通路既往临床数据和研究通路内相关靶点在心血管疾病中的治疗潜力提供了重要的高通量预测平台。

2.5.2 补体系统

补体系统是人体先天免疫系统的关键组成部分，并且在多种自身免疫性疾病的发展中发挥着重要调控作用。葛兰素史克公司的 Bansal 等人开发了一个全面的 QSP 模型，可支持补体系统中的药物靶点评价和药物转化可行性评估[33]。该模型详尽描述了人体血液中及细胞表面的多种补体系统成分，其互相作用的激活过程以及补体复杂互作网络中的正负调控机制。Bansal 等人运用该模型定量重现了健康状态下人体中的补体系统稳态，以及在阵发性睡眠性血红蛋白尿症、非典型溶血性尿毒综合征等自身免疫性疾病中由于补体成分的失衡所导致全身性补体系统紊乱的相关临床数据。进一步通过模型分析，研究人员量化评估了补体系统中不同靶点的潜在治疗效果，并比较了不同药物模式（小分子、大分子）在结合亲和力、给药周期和剂量等方面的临床治疗可行性。针对人体中表达量较高或蛋白转换率较快的补体分子（如 C3 等），模型预测指出大分子抗体类药物可能不是优选，因其在很高的临床剂量下仍难以达到足够的靶点阻断；而针对补体系统中半衰期较短的分子，开发小分子药物可能存在一定挑战。Bansal 等人的工作展示了 QSP 模型在指导补体系统关联疾病的临床前靶点选择和药物性质优化方面具有重要实用价值。

2.6　QSP 疾病模型平台及应用

2.6.1　实体瘤

　　近年来，实体瘤的肿瘤免疫治疗取得了显著进展，药物研发热度持续增加。针对肿瘤免疫临床研究中的患者疗效预测、剂量设计、生物标志物分析等现实问题，美国约翰霍普金斯大学的 Aleksander Popel 团队通过一系列工作成功构建了肿瘤免疫治疗领域的首个大规模、全机制 QSP 计算模型平台，并建立了相应的虚拟临床试验分析体系[34]。该平台重点关注了肿瘤发生发展过程与人体免疫系统之间的复杂相互作用，涵盖大量的跨尺度生理病理机制并整合了多种药物治疗模式的作用机制如单克隆抗体、双特异性抗体、遮蔽抗体、小分子药物、化疗药物和表观遗传药物等。Popel 团队通过近二十篇论文详细阐述了该 QSP 模型体系的构建过程和其在肿瘤免疫临床研究中的应用：其已被应用于乳腺癌[35]、结直肠癌[36]、肺癌[37]、恶性黑色素瘤[38]和肝癌[39]等多种癌症中的临床试验模拟、药效预测、组合疗法评估和生物标志物筛选等一系列具体研发场景。在该团队 2024 年发表的一项研究中，研究人员通过高通量筛选由 QSP 模型融合组学数据而生成的虚拟患者群体，发现单一的治疗前基线指标无法有力实现患者对 PD-1 单抗的疗效分层，而在经过两个基线指标的组合（如外周血中治疗前调节 T 细胞丰度联合杀伤 T 细胞丰度）筛选过的患者群体中可实现显著的疗效提升，从而为免疫检查点疗法的临床精准治疗和患者筛选提供了新的方向。该团队还开创性地将肿瘤免疫 QSP 模型与空间肿瘤 ABM 模型相结合，并成功整合了肿瘤病理组学和单细胞测序的实验数据，以更加全面地考察肿瘤的空间异质性并预测患者的临床疗效[40, 41]。这一系列研究是全球肿瘤免疫药物研发领域首个公开的 QSP 模型平台解决方案，它从多个应用维度充分展示了 QSP 模型和虚拟患者/虚拟临床试验体系在现代药物研发中的重要价值和广阔应用前景

（图2-4）。本书第四章对该模型平台进行了更加详细的介绍。

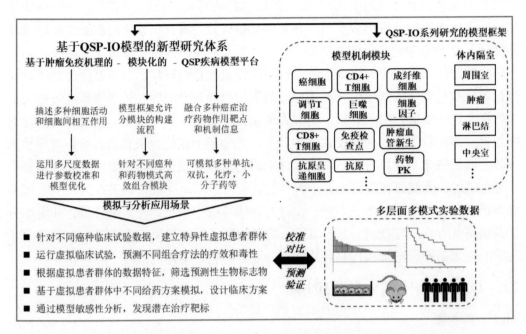

图2-4　QSP-IO肿瘤免疫疾病模型平台的概述和主要新药研发应用场景

2.6.2　类风湿性关节炎

类风湿性关节炎是常见的免疫性疾病，具有庞大的患者群体和显著的药物研发需求。美国Entelos公司（一家早期QSP建模公司，后被收购）曾针对该疾病开发了一个大规模的QSP模型平台[42]。该模型平台机制性涵盖了关节中的滑膜组织和软骨等关键结构，以及在关节炎发展过程中发挥重要调控作用的多种细胞因子和细胞，包括巨噬细胞、滑膜细胞、T细胞、内皮细胞、软骨细胞和破骨细胞等。Entelos的研究人员运用五种不同药物治疗方案下的类风湿性关节炎临床患者响应数据校准了该模型，并基于模型对其中所包含的数十个潜在药物靶点的成药性进行了量化评估，同时分析了类风湿性关节炎中可潜在驱动治疗效果的核心调控通路。除了指导新靶点的转化，该QSP模型平台曾被默克公司用于评估人体外周血中的细胞因子作为类风湿性关节炎疾病进展生物标志物的转化潜力[43]。默克的研究人员运用该QSP模型创建了120个不同的类风湿性关节炎虚拟患者，并在一年的疾病模拟后，从中挑选出了骨质流失最严重和最轻微的两个患者亚组。通过对这两组虚拟患者的基线血浆细胞因子表达量进行差异分析，研究人员识别出了四个潜在的预测性生物标志物。随后，研究人员使用了两个独立的真实患者队列数据进行了验证，结果表明，模型预测出的CXCL13和ANG2两个生物标志物的确能够有效区分骨质流失严重的患者，并且其高表达与类风湿性关节炎患者的长期关节损伤有显著的相关性，从而为后续类风湿性关节炎领域的新药研发提供了重要指导和决策依据。

2.6.3 哮喘

在哮喘药物研发方面，美国基因泰克公司的团队开发了一个融合多种建模方法的综合性QSP+药物评价平台。该平台的核心即为Gadkar等人构建的围绕哮喘病程发展的机制性QSP模型：该模型全面整合了近20组哮喘患者的气道组织和血液样本中的细胞及细胞因子浓度数据，以及针对IL–13、IL–5、IL–4Ra、TSLP和IL–33等靶点抗体的临床治疗数据[44]。基于该模型，研究者们对彼时基因泰克管线中的ST2抗体（即IL–33受体抗体）的潜在临床治疗效果进行了预测。通过对模型预测结果与实际临床数据的比较分析，研究人员发现ST2通路可能在2型炎症性哮喘的典型机制之外还具有其他影响病情发展的作用通路，从而为该靶点后续在呼吸慢病领域的新药研发提供了重要新线索和新视角。

在以上QSP模型的基础上，基因泰克的团队开创性地融合了多种模型模拟方法。首先，研究人员在QSP模型的上游耦连了PBPK模型以准确描述新模式药物（如吸入性药物）在肺部的暴露量，作为QSP模型的重要PK输入。进一步，QSP模型围绕哮喘疾病进展得出的各项细胞和分子指标则作为输入进入下游的气道流体力学模型，从而更准确地从生物力学角度还原病人的一秒用力呼气容积（FEV1）和用力肺活量（FVC）等指标。随后，QSP模型输出的分子指标以及气道流体力学模型得出的呼气指标可共同作为第三步输入，并基于统计学进展建模的方法，模拟出哮喘患者在临床试验中的年化加重率这一核心临床终点指标[45]。因此，该综合临床模拟平台（图2-5）可与哮喘患者的真实临床试验在多个尺度的临床指标和观测终点上实现直接的量化比较，进而持续地指导哮喘领域的新靶点评价和药物迭代研发。

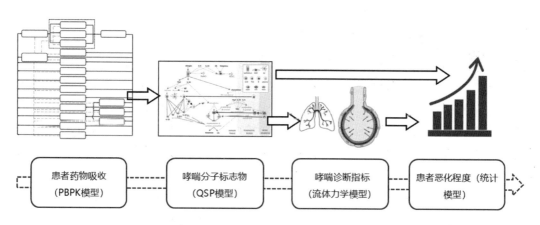

图2-5 融合QSP模型等多种建模方法的哮喘的综合模拟平台

3 定量系统药理学模型在新药研发应用中的未来机遇与挑战

3.1 发展机遇

2019年，时任美国FDA临床药理办公室主任的Issam Zineh博士发表了一篇关于 QSP 领域发展的观点文章[46]。从监管机构的视角出发，Zineh 博士指出：QSP 的创新模型研究理念在药物研发中的作用正日益凸显并已通过众多实例得到验证，其已经成为新药研发 MIDD 范式中不可或缺的重要工具，并且未来制药企业和监管机构对 QSP 的应用和关注将继续保持上升趋势。

当下，欧美制药公司正持续增加对 QSP 领域的投资并扩大其技术团队以全面支持其管线中各个不同疾病领域的新药项目，一些顶尖跨国药企（如辉瑞、百时美施贵宝、阿斯利康、罗氏等）的 QSP 部门已具备显著规模（多的可达数十名 QSP 建模科学家），而许多中小型生物技术公司也在纷纷设立 QSP 部门并加大布局。关于 QSP 在未来新药研发应用中的发展方向，如本文第一章中所介绍的，可分为以下两方面：第一，制药企业和科研单位将继续构建和优化针对特定病种的大规模 QSP 模型平台，以高效率地持续支持其管线产品的各类研发需求；第二是 QSP 模型与其他计算建模手段的融合，有望实现更精准的疾病模拟，包括与器官芯片/微生理系统等体外实验技术进行融合等[47]。

3.2 研究方法的标准化与挑战

在 2020 年的一次 QSP 专题闭门会中，美国 FDA 和近二十家欧美日跨国药企代表共同探讨了当前 QSP 领域发展所面临的机遇和挑战[5]。与会者除充分肯定了 QSP 在前沿新药研发中发挥的重要作用外，还对该领域未来发展需关注的重点问题进行了归纳和讨论，其意见主要集中在两大关键方向：模型的复杂度与标准化，以及模型的验证与预测能力。

3.2.1 模型的复杂度与标准化

首先，QSP 模型因其专注于描述疾病与药物相互作用的详细机制，所以研究人员围绕不同疾病、不同靶点机制或不同药物开发出的 QSP 模型在内容和结构上通常会存在显著差异，使得 QSP 模型难以像群体药动学或生理药动学模型那样拥有相对统一的标准化结构和内容。此外，大型 QSP 疾病平台模型可涵盖大量不同靶点和疾病机制通路，其复杂度又通常明显高于围绕特定研发问题开发的适用性 QSP 模型。以上的模型复杂度问题将客观上增加第三方评估模型（例如药品监管机构对企业递交的 QSP 模型分析进行评审）的难度，同样也要求评审人员在建模分析方面的专业素养需要达到较高的水准。围绕这一问题，提高模型的透明度，比如鼓励制药工业界和学术界更多地发表和分享 QSP 模型，将有助于减少监管机构评审 QSP 模型时的顾虑。公开发表的 QSP 模型能够受到业内 QSP 专家们的广泛持续评估，这将能在无形中保障 QSP 模型本身的可重复性和科学性，并促使模型开发者们提交更高质量的 QSP 模型报告和论文。然而，由于 QSP 模型涉及药企专有数据和知识产权等问题，这一倡议的实施需要全行业的共同努力。2022 年的 QSP 行业调查显示，仅有 17% 的欧美药企愿意公开发表完整的模型内容，而超过 50% 的药企表示他们"从不公开发表模型内容"或"从不发表完整的模型内容"。

3.2.2 模型的验证与预测能力

QSP模型通常会包含较多的疾病–药物相关机制和组分，例如蛋白、细胞、不同隔室中的药物等。这些模型组分在通过数学方程进行公式化后则成为了不同的模型变量和参数，并且其数值应与实际的实验测量数据形成定量或定性对应，以达到模拟实际结果的目标。因此，在模型的验证与预测方面，由于研究人员通常会尽可能多地使用与模型组分相关的多维度数据（包括细胞实验/动物实验/临床试验数据等）进行QSP模型的整体校准和验证，其也需要对不同来源数据（包括公开发表的文献数据，以及公司内部数据）的质量进行客观评估。

同样，由于QSP模型包含的生理变量和参数较多，通常仅基于已有实验测量数据集难以使所有模型参数取值达到可识别或收敛，这会一定程度影响QSP模型预测的准确度。针对该问题，除常用的模型全局或局部敏感性分析方法外，另一类解决途径是基于QSP模型建立包含合理个体间差异的虚拟患者群体，并运用高通量的模型模拟分析参数变异所可能导致的群体层面模拟结果差异。在QSP模型衍生的虚拟患者群体中，不同个体均为同一个模型框架在代入不同参数集后的表现（parameterization），而这也是对真实临床患者个体间差异的机制性反映。因此，虚拟患者群体内的个体间参数差异和不确定性可被有效用于推测临床试验结果在不同人群中的概率性分布，并为分析临床结果（如患者响应率）的数值提供置信区间。

在临床预测方面，QSP模型对临床试验中常见复合终点和打分指标（如肿瘤临床试验中的死亡事件和总生存期，阿尔茨海默病中的认知功能评分等）的预测能力仍有提升空间。尽管与传统的药动学–药效学模型相比，QSP模型在解释临床多因素复合指标的内在机制上具有显著的优势，但其固定的输入–输出关系仍一定程度限制了该类多因素事件发生的随机性和主观性。针对这一挑战，可融合QSP建模与统计建模、机器学习等方法以构建出更加稳健和全面的因果关系以有效链接QSP模型中生物标志物水平的变化和临床试验中所需要预测的复合评分指标。

3.3 总结

基于机制的QSP建模研究方法在全球前沿新药研发中具有重要且广泛的应用场景，并将在未来持续与新技术、新理念融合以实现更具变革性的技术突破与落地转化。当前，具有工程建模思维的QSP高层次人才仍主要由欧美相关课题组培养并绝大部分向欧美药企集聚；另一方面，国内医药产业对QSP的认识以及人才需求也在逐渐增加。相信在更多海归专家和本土同行的共同推动下，QSP模型研究方法将在中国的原创新药研发中发挥更加关键的推动作用。

≫ 参考文献

1. Sorger PK, Allerheiligen SR, Abernethy DR, et al. Quantitative and systems pharmacology in the

post-genomic era: new approaches to discovering drugs and understanding therapeutic mechanisms. An NIH white paper by the QSP workshop group [EB/OL]. (2011-10)[2024-10]. https://www. semanticscholar. org/paper.

2. Bradshaw EL, Spilker ME, Zang R, et al. Applications of Quantitative Systems Pharmacology in Model-Informed Drug Discovery: Perspective on Impact and Opportunities[J]. CPT Pharmacometrics Syst Pharmacol, 2019, 8(11):777-791.

3. Nijsen M, Wu F, Bansal L, et al. Preclinical QSP Modeling in the Pharmaceutical Industry: An IQ Consortium Survey Examining the Current Landscape[J]. CPT Pharmacometrics Syst Pharmacol, 2018, 7(3):135-146.

4. Ermakov S, Schmidt BJ, Musante CJ, et al. A Survey of Software Tool Utilization and Capabilities for Quantitative Systems Pharmacology: What We Have and What We Need[J]. CPT Pharmacometrics Syst Pharmacol, 2019, 8(2):62-76.

5. Bai JPF, Schmidt BJ, Gadkar KG, et al. FDA-Industry Scientific Exchange on assessing quantitative systems pharmacology models in clinical drug development: a meeting report, summary of challenges/gaps, and future perspective[J]. AAPS J, 2021, 23(3):60.

6. Chan JR, Allen R, Boras B, et al. Current practices for QSP model assessment: an IQ consortium survey[J]. J Pharmacokinet Pharmacodyn, 2022:1-13.

7. Lemaire V, Bassen D, Reed M, et al. From Cold to Hot: Changing Perceptions and Future Opportunities for Quantitative Systems Pharmacology Modeling in Cancer Immunotherapy[J]. Clin Pharmacol Ther, 2023, 113(5):963-972.

8. Bai JPF, Liu G, Zhao M, et al. Landscape of regulatory quantitative systems pharmacology submissions to the U.S. Food and Drug Administration: An update report[J]. CPT Pharmacometrics Syst Pharmacol, 2024, 13(12):p2102.

9. Bai JP, Wang J, Zhang Y, et al. Quantitative Systems Pharmacology for Rare Disease Drug Development [J]. J Pharm Sci, 2023, 112(9):2313-2320.

10. Jian L, Jun W, Yu-Zhu W. Practice of model-informed drug development in pharmaceutical industry in China[J]. Chinese Journal of Clinical Pharmacology and Therapeutics, 2024, 29(5):596-600.

11. 赵宸, 李改玲, 王亚宁. 新药研发中的定量系统药理学(QSP)模型与虚拟临床试验: 发展及前沿应用[J]. 药学学报, 2023, 58(11):3296-310.

12. Bosley JR, Maurer TS, Musante CJ. Systems Pharmacology Modeling in Type 2 Diabetes Mellitus[M]. Systems Pharmacology and Pharmacodynamics. Cham: Springer International Publishing, 2016:465-507.

13. Schoeberl B, Pace EA, Fitzgerald JB, et al. Therapeutically targeting ErbB3: a key node in ligand-induced activation of the ErbB receptor-PI3K axis[J]. Sci Signal, 2009, 2(77):31.

14. Schoeberl B, Kudla A, Masson K, et al. Systems biology driving drug development: from design to the clinical testing of the anti-ErbB3 antibody seribantumab (MM-121)[J]. NPJ Syst Biol Appl, 2017, 3:16034.

15. Patil T, Carrizosa DR, Burkard ME, et al. Abstract CT229: CRESTONE: A Phase 2 study of seribantumab in adult patients with neuregulin−1 (NRG1) fusion positive locally advanced or metastatic solid tumors[J]. Cancer Research, 2023, 83(8):229.

16. Hosseini I, Gadkar K, Stefanich E, et al. Mitigating the risk of cytokine release syndrome in a Phase I trial of CD20/CD3 bispecific antibody mosunetuzumab in NHL: impact of translational system modeling[J]. NPJ Syst Biol Appl, 2020, 6(1):28.

17. Budde LE, Assouline S, Sehn LH, et al. Single−Agent Mosunetuzumab Shows Durable Complete Responses in Patients With Relapsed or Refractory B−Cell Lymphomas: Phase I Dose−Escalation Study[J]. J Clin Oncol, 2022, 40(5):481−491.

18. Kang C. Mosunetuzumab: First Approval [J]. Drugs, 2022, 82(11):1229−1234.

19. Rao R, Musante CJ, Allen R. A quantitative systems pharmacology model of the pathophysiology and treatment of COVID−19 predicts optimal timing of pharmacological interventions[J]. NPJ Syst Biol Appl, 2023, 9(1):13.

20. Singh RSP, Toussi SS, Hackman F, et al. Innovative Randomized Phase I Study and Dosing Regimen Selection to Accelerate and Inform Pivotal COVID−19 Trial of Nirmatrelvir[J]. Clin Pharmacol Ther, 2022, 112(1):101−111.

21. Lindauer A, Valiathan CR, Mehta K, et al. Translational Pharmacokinetic/Pharmacodynamic Modeling of Tumor Growth Inhibition Supports Dose−Range Selection of the Anti−PD−1 Antibody Pembrolizumab[J]. CPT Pharmacometrics Syst Pharmacol, 2017, 6(1):11−20.

22. Li T, Hiemstra IH, Chiu C, et al. Semimechanistic Physiologically−Based Pharmacokinetic/ Pharmacodynamic Model Informing Epcoritamab Dose Selection for Patients With B−Cell Lymphomas[J]. Clin Pharmacol Ther, 2022, 112(5):1108−1119.

23. Chen X, Hickling TP, Vicini P. A mechanistic, multiscale mathematical model of immunogenicity for therapeutic proteins: part 1−theoretical model[J]. CPT Pharmacometrics Syst Pharmacol, 2014, 3(9):e133.

24. Chen X, Hickling TP, Vicini P. A mechanistic, multiscale mathematical model of immunogenicity for therapeutic proteins: part 2−model applications[J]. CPT Pharmacometrics Syst Pharmacol, 2014, 3(9):e134.

25. Kierzek AM, Hickling TP, Figueroa I, et al. A Quantitative Systems Pharmacology Consortium Approach to Managing Immunogenicity of Therapeutic Proteins[J]. CPT Pharmacometrics Syst Pharmacol, 2019, 8(11):773−776.

26. Franssen LC, Swat MJ, Kierzek AM, et al. Learn−confirm in model−informed drug development: Assessing an immunogenicity quantitative systems pharmacology platform[J]. CPT Pharmacometrics Syst Pharmacol, 2023, 12(2):139−143.

27. Watkins PB. The DILI−sim Initiative: Insights into Hepatotoxicity Mechanisms and Biomarker Interpretation[J]. Clin Transl Sci, 2019, 12(2):122−129.

28. Watkins PB. Quantitative Systems Toxicology and Drug Development: The DILIsym

Experience[J]. Methods Mol Biol, 2022, 2486:181–196.

29. Investigators A–H, Boden WE, Probstfield JL, et al. Niacin in patients with low HDL cholesterol levels receiving intensive statin therapy[J]. N Engl J Med, 2011, 365(24):2255–2267.

30. Schwartz GG, Olsson AG, Abt M, et al. Effects of dalcetrapib in patients with a recent acute coronary syndrome[J]. N Engl J Med, 2012, 367(22):2089–2099.

31. Lu J, Hubner K, Nanjee MN, et al. An in–silico model of lipoprotein metabolism and kinetics for the evaluation of targets and biomarkers in the reverse cholesterol transport pathway[J]. PLoS Comput Biol, 2014, 10(3):e1003509.

32. Gadkar K, Lu J, Sahasranaman S, et al. Evaluation of HDL–modulating interventions for cardiovascular risk reduction using a systems pharmacology approach[J]. J Lipid Res, 2016, 57(1):46–55.

33. Bansal L, Nichols EM, Howsmon DP, et al. Mathematical Modeling of Complement Pathway Dynamics for Target Validation and Selection of Drug Modalities for Complement Therapies[J]. Front Pharmacol, 2022, 13:855743.

34. Sove RJ, Jafarnejad M, Zhao C, et al. QSP–IO: A Quantitative Systems Pharmacology Toolbox for Mechanistic Multiscale Modeling for Immuno–Oncology Applications[J]. CPT Pharmacometrics Syst Pharmacol, 2020, 9(9):484–497.

35. Wang H, Ma H, Sove RJ, et al. Quantitative systems pharmacology model predictions for efficacy of atezolizumab and nab–paclitaxel in triple–negative breast cancer[J]. J Immunother Cancer, 2021, 9(2):1–15.

36. Ma H, Wang H, Sove RJ, et al. Combination therapy with T cell engager and PD–L1 blockade enhances the antitumor potency of T cells as predicted by a QSP model[J]. J Immunother Cancer, 2020, 8(2):1–11.

37. Jafarnejad M, Gong C, Gabrielson E, et al. A Computational Model of Neoadjuvant PD–1 Inhibition in Non–Small Cell Lung Cancer[J]. AAPS J, 2019, 21(5):79.

38. Milberg O, Gong C, Jafarnejad M, et al. A QSP Model for Predicting Clinical Responses to Monotherapy, Combination and Sequential Therapy Following CTLA–4, PD–1, and PD–L1 Checkpoint Blockade[J]. Sci Rep, 2019, 9(1):11286.

39. Sove RJ, Verma BK, Wang H, et al. Virtual clinical trials of anti–PD–1 and anti–CTLA–4 immunotherapy in advanced hepatocellular carcinoma using a quantitative systems pharmacology model[J]. J Immunother Cancer, 2022, 10(11):1–11.

40. Gong C, Ruiz–Martinez A, Kimko H, et al. A Spatial Quantitative Systems Pharmacology Platform spQSP–IO for Simulations of Tumor–Immune Interactions and Effects of Checkpoint Inhibitor Immunotherapy[J]. Cancers (Basel), 2021, 13(15):1–33.

41. Zhang S, Deshpande A, Verma BK, et al. Integration of Clinical Trial Spatial Multi–omics Analysis and Virtual Clinical Trials Enables Immunotherapy Response Prediction and Biomarker Discovery[J]. Cancer Res, 2024, 84(16):2734–2748.

42. Rullmann JA, Struemper H, Defranoux NA, et al. Systems biology for battling rheumatoid arthritis: application of the Entelos PhysioLab platform[J]. Syst Biol (Stevenage), 2005, 152(4):256–262.

43. Meeuwisse CM, van der Linden MP, Rullmann TA, et al. Identification of CXCL13 as a marker for rheumatoid arthritis outcome using an in silico model of the rheumatic joint[J]. Arthritis Rheum, 2011, 63(5):1265–1273.

44. Gadkar K, Feigelman J, Sukumaran S, et al. Integrated systems modeling of severe asthma: Exploration of IL–33/ST2 antagonism[J]. CPT Pharmacometrics Syst Pharmacol, 2022, 11(9):1268–1277.

45. Ramanujan S. Hold Your Breath: A platform QSP model to streamline development of potential disease modifying therapies for asthma [C]. QSPC;Netherlands, 2022, conference presentation.

46. Zineh I. Quantitative Systems Pharmacology: A Regulatory Perspective on Translation[J]. CPT Pharmacometrics Syst Pharmacol, 2019, 8(6):336–339.

47. Taylor DL, Gough A, Schurdak ME, et al. Harnessing Human Microphysiology Systems as Key Experimental Models for Quantitative Systems Pharmacology[J]. Handb Exp Pharmacol, 2019, 260:327–367.

第三章 《《《《

细胞信号通路网络的系统生物学和定量系统药理学模型及其在疾病－药物研究中的应用

张　羽[1]，赵　宸[2]

1　哈佛大学；2　南京医科大学

1　研究背景

1.1　细胞信号通路网络系统建模理念的发展历程

信号通路是指细胞内部用于转导和响应外部或内部信号的一系列分子调控事件。这些通路通常涉及不同基因及蛋白间的复杂相互作用和动态调节，是细胞感知和响应内外部信号的关键途径。深入理解细胞信号通路对于揭示细胞功能、疾病发生发展以及开发新的治疗策略具有至关重要的意义[1]。然而，细胞信号通路的内部组分数量众多，组分之间具有各异的动态调控和交互作用，通常可形成高度复杂且具有多输入－多输出非线性信号转导机制的信号转导网络[2]。因此，仅基于点对点的湿实验结果去试图理解和预测细胞信号网络的复杂行为存在较大挑战，亟需新的高通量研究方法。

20世纪90年代末，随着计算系统生物学的发展，科学家们开始尝试使用数学模型来描述和预测细胞内的信号转导过程，以期从量化角度阐明细胞信号通路的功能特性。1996年，Huang等人的研究通过常微分方程建模揭示了细胞生存通路中经典丝裂原活化蛋白激酶（mitogen-activated protein kinase，MAPK）级联反应的超敏感性[3]。随后，Kholodenko等人和Schoeberl等人首次从机制角度系统性建立了表皮生长因子（epidermal growth factor，EGF）信号通路的计算模型，为量化EGF如何驱动下游细胞生存相关信号网络的运行以及理解细胞如何处理外部信息以控制其自身命运提供了初步理论基础[4, 5]。进入21世纪后，随着计算能力的提升和实验技术的进步，数学建模在细胞信号通路网络研究中的应用愈加广泛，在疾病基础研究和药物靶点转化研究方面均取得了显著进展[6]。

1.2 常见建模方法

围绕细胞信号通路网络建模，基于系统生物学的研究方法通常包括常微分方程建模、逻辑建模、代谢流分析等[7]。其中，常微分方程是应用较为广泛的一种建模方法，其特点为可引入参数来描述信号通路网络中的复杂互作机制和动力学特性，从而定量描述通路网络中的多维度变化（包括时间效应、量效关系等）。这些参数可能代表实际生化反应中的反应速率、酶活性、分子间的相互作用强度或体内过程（如转运，内吞）的速率等，并通过如质量作用定律等基本理化规律将模型内的各项反应转化为具体的数学公式和最终的常微分方程组[8]。

逻辑建模则通常采用离散的形式，通过基本逻辑规则（如经典的与、或、非等）来模拟生物分子之间的相互作用和调控关系。逻辑建模因其简化的数学表达和易于理解的特性，相比于常微分方程组会更加简单并可脱离大量参数的约束。该方法对于捕捉信号网络系统的定性特征如稳态、周期性行为等具有一定优势[9]。

代谢流分析是系统生物学建模中的另一类重要方法，尤其适用于大规模细胞代谢网络的研究。其核心为结合同位素标记实验定量分析细胞内的代谢流量，并运用数学方法重建生物体的代谢网络，从而描述其中的复杂调控机制和扰动反应。代谢网络的建模研究可帮助科学家们优化发酵工程和微生物工程等应用[10]。

由于细胞信号通路网络模型对于复杂细胞行为具有高通量的预测能力，其可被用于筛选新靶点、预测新药物治疗组合以及研究耐药性等重要生物医学研究场景。针对药物研发目的，其也会被整合进更高维度的计算模型中，如定量系统药理学模型。此类跨尺度的融合模型可将细胞层面的变化（如药物治疗后的扰动）映射至组织及人体层面，从而预测药物治疗的体内药理效应和临床层面的患者获益等，进而指导新药研发中的剂量设计和临床药效预测等重要问题。本章将通过多个案例介绍细胞信号通路网络的系统建模研究（细胞层面的各类系统生物学模型以及跨尺度的QSP模型，包括其对组学数据的整合运用），并论述其在指导新药研发中的应用。

2 细胞层面的多通路信号转导网络机制建模与转化应用

细胞信号通路控制着包括细胞生长、分裂、分化和迁移在内的许多基本细胞活动，也是细胞间通信中的重要机制，并在诸多疾病的病理生理学中发挥着重要的作用[11]。这些细胞层面的信号通路往往通过信号竞争、冗余、共享下游信号网络以及许多交叉对话和交叉调节机制相互影响。接下来，笔者将讨论一系列基于机制的细胞层面信号通路模型（表3-1）：如何系统性整合大量不同的细胞内驱动信号通路以及多组学数据，实现对关键细胞行为（如增殖、凋亡、极化等）的定量模拟并指导治疗靶点评价和药物研发。主要涉及的细胞类型包括癌细胞、巨噬细胞、T细胞、血管内皮细胞和成纤维细胞。

表 3-1 细胞多通路信号转导网络的代表性机制建模研究汇总

模型描述的细胞类型	建模方法	模型规模（分子种类或结点）	模型描述的相关生理过程 / 疾病	参考文献来源（PMID）
癌细胞	常微分方程系统	约 1200 个	泛癌症	29579036
癌细胞	常微分方程系统	1228 个	泛癌症	30503647
癌细胞	常微分方程系统	52 个	肝细胞癌	31452933
癌细胞	常微分方程系统	954 个	泛癌症	35729113
巨噬细胞	布尔模型	148 个	巨噬细胞极化	27464342
巨噬细胞	基于逻辑的微分方程	139 个	巨噬细胞极化	33408259
巨噬细胞	常微分方程系统	67 个	巨噬细胞极化	33659877
巨噬细胞	人工神经网络	1262 个	巨噬细胞极化	35654811
内皮细胞	常微分方程系统	72 个	血管新生	30591051
内皮细胞	常微分方程系统	800~1000 个	外周动脉疾病	28178265，29899706
内皮细胞	常微分方程系统	200~400 个	外周动脉疾病	31655061，34417472
内皮细胞	常微分方程系统	183 个分子	外周动脉疾病	38455844
内皮细胞	布尔模型	25 个	血管新生	20307549
内皮细胞	布尔模型	74 个	内皮细胞向间质细胞转化	32226439
成纤维细胞	基于逻辑的微分方程	约 100 个	心脏纤维化	32209358，33571402

2.1 基于机制和组学数据的癌细胞内信号通路网络建模

在癌症发生、发展过程中，癌细胞可进化出不同表型并表现出不同的信号转导状态以调节其自身的增殖、存活、侵袭性和耐药性，从而适应不同的组织微环境并抵抗免疫系统和多种治疗的攻击[12]。因此，癌细胞内的许多信号通路所共同构成的信号转导网络可有力调控细胞的命运和迁移能力，进而影响其对药物的差异化反应[13, 14]。对于癌细胞内信号转导网络的定量建模研究可以帮助研究人员有效理解肿瘤的异质性，推动精准治疗新靶点和新策略的开发。

Bouhaddou 等人基于一般癌细胞信号转导网络的常见分子机制和多组学数据建立了一个泛癌的信号通路网络模型[15]。该模型整合了癌细胞中的基因转录、蛋白翻译、多种酪氨酸激酶受体通路、细胞增殖、DNA 损伤、细胞凋亡以及细胞周期等生理过程相关的大量信号通路和调控作用，组成了一个基于机制的近全细胞信号转导网络。该模型主要通过基于质量作用定律的常微分方程（ordinary differential equations，ODE）组实现，总体包含了约 1200 个具有独特功能的基因、mRNA、脂类和蛋白质。同时，该模型系统性整合了不同癌细胞系的基因组、转录组和蛋白质组数据，即运用不同细胞系测得的组学数据估计细胞系特异的生理参数、蛋白/基因表达和突变状态等并代入模型，从而定量模拟不同癌细胞系在药物干预下的差异化响应。研究人员运用以上理念，成功预测了U87细胞系相比于MCF10A细胞系对丝裂原活化蛋白激酶激酶（mitogen-activated protein kinase kinase，MEK）和丝氨酸/苏氨酸激酶AKT的差异化响应。该癌细胞信号通路网络模型可被用于预测化疗的细胞周期依赖性，以及针对不同靶点的联合疗法对细胞凋亡的协同作用。

基于上述泛癌细胞信号通路网络建模理念，同一课题组的Erdem等人开发了基于python并支持高性能云计算的开源模型构架，更高效地实现大规模细胞信号网络机制模型与高通量组学数据集的融合模拟[16]。Erdem等人将此高通量模型构架在前述机制泛癌症信号模型的框架中进行了操作可行性验证，并高效添加了新的干扰素γ（interferon gamma，IFNγ）通路子模块，演示了大规模机制模型在高通量数据集成和靶点发现评估方面的可行性。基于模型的分析推测IFNγ可通过诱导SOCS1表达和降低AKT及MAPK通路激活以降低细胞增殖程度，最终抑制EGF诱导的癌细胞增殖，支持了该分子靶点的潜在抗癌价值，这也与已有实验研究结果高度一致。这一系列建模工作为后续基于癌细胞全信号网络模拟的新靶点发现和治疗策略评估建立了先进的模型集成平台。

Frohlich等人同样围绕癌细胞内信号通路，开发了一个基于大规模ODE数学模型的泛癌细胞药效预测体系[17]。该模型机制性整合了癌细胞中由人表皮生长因子受体（human epidermal growth factor receptor，HER）、原癌基因RAS、PI3K-AKT信号通路的经典调控模块和下游细胞生存相关转录因子，共囊括了108个不同基因和36个激活突变（共计1228个不同分子种类），涵盖了近30%已批准靶向药的主要治疗靶点。该模型可灵活运用CCLE和GDSC数据库中百余种不同癌细胞来源的差异化基因组与转录组数据进行特定癌细胞系的特异性模型重构（通过调整通路中各蛋白分子的对应生成速率，以及关键驱动基因的突变状态），从而定量预测不同癌细胞系对多种不同治疗药物的敏感性、耐药机制以及多靶点联合治疗的效果。研究人员使用了CCLE和GDSC数据库的数千个细胞活性数据进行了系统性的跨细胞系模型校准和验证，展示了其作为机制模型具有强大的细胞通路模拟和药物靶标筛选能力。

2.2 基于机制和组学数据的巨噬细胞极化过程建模

巨噬细胞是一类功能多样的免疫细胞，在抗菌防御、抗肿瘤免疫反应、伤口愈合和自身免疫等一系列生物过程中发挥着重要作用[18, 19]。组织微环境中的多种信号可对巨噬细胞进行编程，从而塑造其表型和功能，这一过程被称为巨噬细胞的极化。经典的巨噬细胞极化理论将其分为M1和M2两个极端表型，然而巨噬细胞的体内极化全谱在事实上更贴近于一个跨M1端和M2端之间的多维连续表型谱[20]。一般来说，M1样巨噬细胞具有促炎和抗肿瘤作用，而M2样巨噬细胞则具有较强的抗炎、促肿瘤和促血管生成潜能[21, 22]。巨噬细胞的激活和极化过程涉及了大量的信号转导通路、反馈和通路间交叉调节机制，最终反映为表型效应分子的动态表达和细胞功能的变化[23]。针对巨噬细胞的细胞层面机制模型可以有效帮助研究人员理解调控巨噬细胞极化的动态规律，并探索其内部靶点在多种人类疾病中的治疗潜力。

围绕巨噬细胞的极化，Rex等人[24]和Liu等人[25]的研究采用了逻辑驱动的建模方法，建立了巨噬细胞的多通路信号转导模型。研究人员运用模型模拟了经典M1–M2因子刺激下的巨噬细胞变化特征，以及代表性M1样和M2样细胞因子和趋化因子的分泌。为了更准确表征巨噬细胞信号传导和极化的生物学调控和动态反馈机制，笔者等人则开发了一个更加精细且基于质量作用和常微分方程的多通路巨噬细胞极化模拟平台[26]。该模型平台整合了一系列关键的巨噬细胞信号通路，机制性囊括了受体/配体结合、激酶信号转导、转录因子激活、细胞因子/趋化因子分泌、极化表型分子表达、通路间反馈、miRNA调控等多个核心模块，可以从时间、剂量依赖性、定量和单细胞的角度预测巨噬细胞在复杂环境驱动下的极化表型标志物表达。笔者等人使用多组学数据（包括通路内各蛋白/mRNA/miRNA的表达量等）以及大量体外实验数据定量校准了该模型，进而使用模型生成了全面的巨噬细胞表型图谱，并详细探索了不同单一或组合极化信号的影响。通过结合缺血性疾病研究中常用的一种不利培养环境HSS（hypoxia and serum starvation）和实验数据，研究人员验证了该模型的预测能力，并进一步生成了一个虚拟巨噬细胞群，以在单细胞水平上模拟巨噬细胞极化的多样性和连续性，并论证了在HSS环境下调控STAT6蛋白激活可有效逆转巨噬细胞群的不利表型，以更高效发挥基于M2样巨噬细胞的抗炎和促进血管新生作用。该模型有望为不同疾病中基于巨噬细胞极化调控的靶点可行性评估提供高通量的模拟平台（图3–1）。

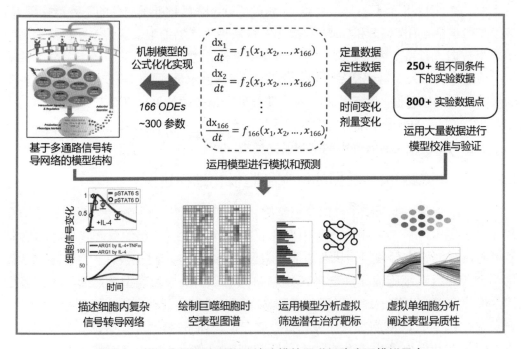

图3–1　基于信号通路网络系统建模的巨噬细胞生理模拟平台

2.3 T细胞内核心激活通路的机制建模研究及其在嵌合抗原受体 T细胞设计中的转化应用

T细胞是免疫系统中负责识别和杀死病变细胞的主要执行者。T细胞通过其表面表达的T细胞受体，可特异性识别病变细胞表面通过主要组织相容性复合体分子所展示的外来肽段（源自外部病原体）或突变肽段（源自内源性蛋白质），进而触发一系列的细胞内信号转导事件并最终决定T细胞的激活应答。考虑到T细胞内信号转导的复杂性，国际上已有不少基于机制性系统生物学建模探索和理解T细胞活化过程的研究；Rohrs等人在其撰写的综述中已对此方面进行了详细梳理和讨论[27]。

嵌合抗原受体T（chimeric antigen receptor T，CAR-T）细胞是近年来兴起的基于工程化改造T细胞以进行肿瘤靶向治疗的全新模式。经工程化改造的CAR通常由来自内源性T细胞的激活和共刺激结构域组成，可特异性针对肿瘤相关抗原高效启动T细胞激活所需的信号，如MAPK/ERK通路等。为了深入了解CAR-T细胞中共刺激结构域如何动态影响激活信号的转导并指导下一代CAR的优化设计，Rohrs等人以CD19靶向的CAR-T细胞为例构建了机制通路模型并进行了系统分析[28]。综合模型分析与实验数据提示，CD28共刺激域主要通过增强CD3ζ的磷酸化动力学来正面调控ERK蛋白的激活，并且此过程与LCK激酶的招募高度相关，而将CAR上CD3ζ结构域中的ITAM位点移除也可使得整体CAR-T细胞在高肿瘤抗原浓度下实现更加快速的激活。Tserunyan等人基于类似的模型研究方法探索了CD19靶向CAR-T细胞中另一常见的结构域41BB，并发现过表达胞内NEMO蛋白和抑制IKKβ失活可将T细胞内的NFκB核心通路激活水平更好地调整至可适应外部肿瘤抗原量变化的最优状态[29]。以上系列研究提出了一个新颖的机制模型框架，可被用于深入了解CAR-T细胞的活化机制，并为未来CAR-T细胞的结构设计提出新的假设以精准指导相关实验的开展。

2.4 血管内皮细胞活化相关的复杂信号通路网络建模

血管内皮细胞是血管生成的主体，内皮细胞的分化、新生血管的萌发、生长和成熟，血管通透性，以及血管炎症的调节均可受组织微环境影响[30, 31]。在血管内皮细胞中，多种细胞内通路可以相互作用、相互调控，并具有交叉对话机制，形成包含多种信号通路的细胞信号转导网络，而计算系统生物学已被广泛地运用于定量研究上述复杂信号网络。Song和Finley使用基于常微分方程的信号通路模型，模拟和研究了血管内皮生长因子（vascular endothelial growth factor，VEGF）和成纤维细胞生长因子（fibroblast growth factor，FGF）两大主要信号通路对于AKT和ERK驱动的下游细胞激活的影响[32]。Bazzazi等人建立了一系列基于机制的计算系统生物学模型来模拟VEGF及其各受体共同介导的信号网络激活[33, 34]。Oliveira等人也运用类似方法研究了Notch-Dll4信号通路对于血管内皮细胞在缺氧条件下进行图案化排列的特征[35]。

血管生成素（angiopoietin，Ang）及血管生成素受体（Tie）通路是调节血管生长和稳定性的重要内皮细胞信号通路，该通路的失调与血管功能障碍和许多涉及血管通透性异常和内皮细胞炎症的疾病有关。为了研究该信号通路对血管通透性和血管新生的调控，Zhang等人开发了一系列系统生物学模型[36, 37]（图3-2），并在分子机制层面模拟了该信号通路的激活和调控机制。模型包含了血管生成素多聚化、受体磷酸化和亚细胞定位、磷酸酶作用、受体胞外结构域裂解以及受体转运的详细分子机制。基于模型模拟，从机制上揭示了Ang2及其调节因子血管内皮蛋白酪氨酸磷酸酶（vascular endothelial protein tyrosine phosphatase，VE-PTP）和Tie1在调控该信号通路中的争议性作用，并预测了抑制VE-PTP、Tie1和Tie2的裂解对增强Tie2介导的血管保护具有协同效应。此外，通过模拟Tie1在内皮细胞连接处对于Tie2复合体定位的调节，Zhang等人指出调节Tie1定位可有效增强Ang2对Tie2通路的激动能力。

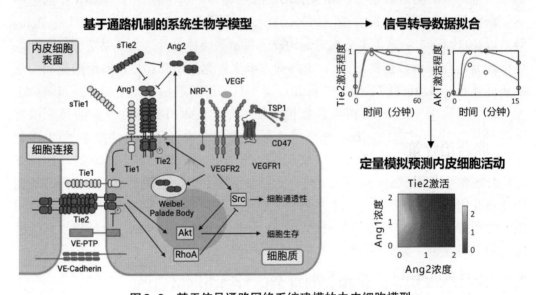

图3-2　基于信号通路网络系统建模的内皮细胞模型

Bauer等人使用布尔信号建模的方法开发了一个血管内皮细胞的多通路模型，包括了生长因子/受体酪氨酸激酶通路、黏连蛋白信号转导、整合素信号转导及其各自下游信号转导间的交叉对话，并定量化模拟了内皮细胞在不同刺激条件下的迁移、增殖、凋亡和调控以及潜在的治疗靶点[38]。利用类似的方法，Weinstein等人构建了一个包含多种信号通路（包括VEGF、Ang/Tie、HGF、IGF、机械感觉）及其下游信号转导的布尔分子调控网络来研究内皮细胞向间质细胞转化的调控网络[39]。总而言之，血管内皮细胞的多通路系统生物学模型有助于定量化地理解细胞信号通路间的动态互作以及其对细胞命运产生的复合调控结果，并可被用于指导实验研究和寻找以内皮细胞信号网络为靶点的疾病新治疗策略。

2.5 成纤维细胞表型变化相关的多通路模型研究

成纤维细胞是人体器官基质组织中的一种主要细胞类型，主要负责分泌构成细胞外基质的分子。成纤维细胞同样在维持正常生理以及癌症、纤维化疾病和缺血性疾病等重大人类疾病中具有重要的调控作用[40, 41]。为了从系统层面了解成纤维细胞的生物学特性和功能表型特征，Zeigler等人开发了一系列计算系统生物学模型以模拟成纤维细胞内的多通路信号转导网络[42, 43]。该系列模型涵盖了10余种由不同的生化因子/机械刺激所驱动的信号通路及其共同组成的胞内复杂信号转导网络，进而被研究人员用于模拟成纤维细胞在心肌梗死和心脏纤维化组织环境下的细胞信号转导特征。Zeigler等人运用该模型体系模拟了成纤维细胞对不同药物干预的反应，揭示了该类细胞模型引导的虚拟药物靶标筛选在心脏纤维化药物评价方面的实用价值。

3 基于细胞信号通路多尺度定量系统药理学建模的药物研究实例

笔者将分别针对不同细分疾病领域讨论4个基于细胞层面信号通路模型拓展的跨尺度建模研究，并论述细胞信号通路模型整合融入跨尺度QSP研究体系的实现路径，从而达到支持新治疗靶点/方案发现以及临床转化可行性评估的应用目标，进而指导新药转化研究。

3.1 基于MET通路细胞内信号转导建模和患者组学数据预测个体化联合治疗策略

肝细胞生长因子（hepatocyte growth factor，HGF）通过其受体酪氨酸蛋白激酶MET在肿瘤侵袭、转移和血管新生中发挥着重要作用，是肝细胞癌等许多癌种的潜在治疗靶点[44]。细胞生理角度，从MET激活到AKT和ERK磷酸化之间存在着多个层级的信号转导，且通路内的AKT和ERK两条分支间存在较多反馈回路和交叉对话，使得针对该通路的药物开发工作具有挑战性。

AXT050是一种新型细胞外基质衍生的肽类药物，前期研究已发现其具有显著的抗血管新生效果并可抑制整合素 α5β1 和多个细胞表面相关受体[45]。考虑到整合素 α5β1 是MET受体的重要结合伙伴[46]，Jafarnejad等人开发一个详细描述HGF/MET信号通路机制的系统生物学模型（图3-3），旨在探索AXT050对肝癌细胞由MET驱动的增殖是否同样具有抑制作用，以及AXT050与其他MET通路药物包括索拉非尼（sorafenib）、卡博替尼（cabozantinib）、利妥木单抗（rilotumumab）等联用的抗癌潜力[47]。

研究人员首先使用了体外实验数据集（包括分子表达量、HGF诱导以及不同药物干预后的蛋白磷酸化等）对模型参数进行了校准。模型分析指出，AXT050作为单一疗法或与其他靶向药物联合使用时，其对HGF下游信号转导的调节主要是通过影响MET的细胞内转运而实现的。进一步，研究人员引入了TCGA数据库中肝细胞癌患者的个体转录组数据，并基于此重构了上述模型的参数值，创造了可代表不

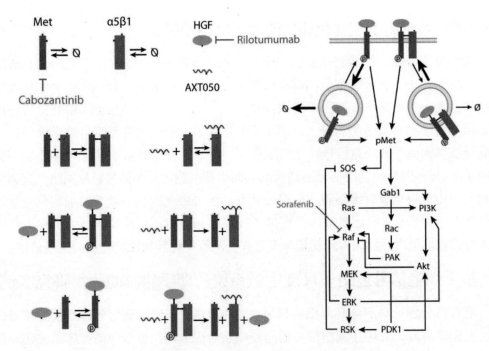

图3-3 HGF/MET通路及其靶向药物作用机制模型的结构示意图

注：图片修改自Jafarnejad et al.，NPJ Syst Biol Appl，2019

同患者肿瘤表型的虚拟细胞个体。组学驱动的虚拟细胞分析发现，不同个体对四种药物的响应存在天然差异，比如有部分患者的细胞可能对索拉非尼存在固有耐药，而AXT050单药对于ERK激活的抑制能力稍逊于其他三种药物。总体而言，该研究有机融合了信号通路系统建模与患者组学数据，为研究靶向MET通路与整合素的抗肿瘤药物疗效以及识别对患者有效的协同药物组合提供了一个有价值的框架。

3.2 基于跨尺度信号通路建模预测创新小分子抑制剂在BRAF V600E突变肿瘤治疗中的潜在疗效

丝氨酸/苏氨酸激酶BRAF的V600E点突变是结直肠癌和黑色素瘤中的一种常见突变[48]。该突变会导致MAPK通路的异常激活，主要体现为下游MEK和ERK蛋白的持续磷酸化，最终促进癌细胞的增殖和存活[49]。选择性BRAF抑制剂包括维莫非尼（vemurafenib）和达拉菲尼（dabrafenib）等可抑制BRAF V600E突变带来的异常激活效应，并已获批用于转移性黑色素瘤的治疗中，且相关临床试验还表明BRAF抑制剂与MEK抑制剂的联合疗法可在BRAF V600E突变的黑色素瘤患者中显著提升总体响应率和生存时间[50, 51]。

然而，BRAF抑制剂以及和MEK抑制剂的联合疗法在BRAF V600E突变结直肠癌患者的治疗中仅起到了有限的效果[52, 53]。因此，针对BRAF V600E突变的结直肠癌患者，仍需寻找更有效的治疗方案，比如新的靶点或新的药物组合。ERK蛋白作为经典MAPK通路的主要下游效应蛋白之一，其对应的小分子抑制剂已在临床前研究中显示出显著的治疗潜力，然而其在BRAF V600E突变结直肠癌患者中的临床有效性（包括单药及组合）仍需阐明，以指导相关新药的研发。

为了定量研究并评估ERK抑制剂在BRAF V600E突变结直肠癌中的潜在有效性，基因泰克公司的Kirouac等人开发了一个以细胞内MAPK/ERK信号通路为核心的跨尺度QSP模型[54]，重点关注EGFR、RAS、RAF、MEK和ERK的级联反应（图3-4）。研究人员使用该跨细胞－动物－人体的多尺度QSP模型逐步结合了体外细胞信号转导、药物干预下的细胞活性、体内异种移植瘤肿瘤生长动力学，以及多项临床试验的肿瘤大小变化数据，最终用于定量预测其候选新药产品ERK抑制剂GDC-0994作为新治疗方案的临床潜力。

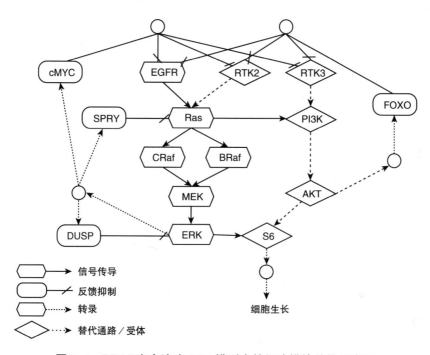

图3-4　BRAF突变治疗QSP模型中的细胞模块结构示意图

注：图片修改自Kirouac et al., NPJ Syst Biol Appl, 2017, Jun 2；3：14

模型校准方面，研究人员首先分别使用48小时内细胞内ERK磷酸化的动态响应数据估计了信号通路相关参数、使用72小时内体外细胞生长的动态数据估计了细胞生长速率、使用体外细胞活性实验数据估计了药物和靶点亲和力的相关参数，并使用HT29细胞系移植瘤和患者来源肿瘤细胞异种移植下的小鼠体内肿瘤生长数据进行了初步的模型预测能力验证。进一步，Kirouac等人通过对部分生理参数重新采样，生成了BRAF V600E突变结直肠癌患者的虚拟患者群体，并参照实际临床试验（包括3种治疗组合）的患者疗效数据设定了群体中每个虚拟患者的权重，进而在虚拟患者群体中测试不同药物治疗方案下的患者肿瘤大小变化。

运用基于模型的虚拟临床试验分析，研究者们对GDC-0994单药治疗的临床有效性进行了定量预测，并与GDC-0994单药治疗的Ⅰ期临床试验（NCT01875705，纳入BRAF V600E突变结直肠癌患者）的临床肿瘤缓解数据进行了直接比较。瀑布图对比结果显示（图3-5）：临床试验测得的实际肿瘤大小变化数据与模型模拟预测的病人肿瘤大小变化基本一致，证明了模型预测结果的准确性。研究人员还发现，虚拟患者中肿瘤对MAPK信号通路的依赖性如作为患者分层指标，可显著提升患者对GDC-0994单药治疗方案的响应率（对于MAPK依赖度高的患者的总体响应率可实现近2倍的提升，31%vs16%）（图3-6）。综上，Kirouac等人通过建立基于细胞层面MAPK通路分子机制的QSP模型，为ERK抑制剂作为BRAF V600E突变结直肠癌治疗新靶点的临床可行性提供了理论基础，并为其在结直肠癌中的临床研发提供了重要决策指导。

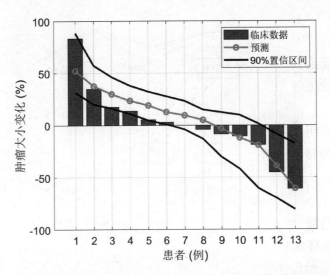

图3-5　QSP模型分析预测GDC-0994单药治疗的临床试验结果

图片修改自Kirouac et al.，NPJ Syst Biol Appl，2017，Jun 2；3：14

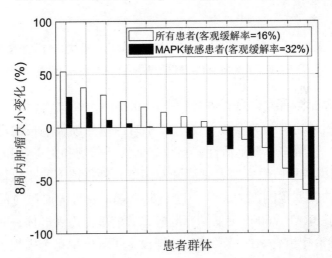

图3-6　GDC-0994单药治疗在MAPK高依赖性患者亚群中的模型预测响应

图片修改自Kirouac et al.，NPJ Syst Biol Appl，2017，Jun 2；3：14

3.3 构建血管内皮细胞VEGF信号转导的跨尺度模型以评价抗血管新生靶点的组合治疗潜力

血管新生是实体肿瘤生长、侵袭和发展的关键步骤。抗血管新生疗法通过抑制促进血管生长的包括血管内皮生长因子VEGF在内的多种生长因子以及内皮细胞上的多种受体，抑制肿瘤相关的血管新生，进而抑制肿瘤生长。因此，VEGF通路在内皮细胞引导的血管新生过程中的重要性使其成为抗血管新生领域药物研发的核心靶点之一[55]。以VEGF为靶点的单克隆抗体如贝伐单抗（bevacizumab）和雷莫芦单抗（ramucirumab），以及抑制VEGF受体的酪氨酸激酶抑制剂如舒尼替尼（sunitinib）和阿西替尼（axitinib）均已被广泛地运用于包括肾细胞癌[56]、结直肠癌[57]、卵巢癌[58]、胃癌[59]和肺癌[60]等多种实体肿瘤的治疗中。然而，由于血管新生在肿瘤生长过程中的调控和被调控过程高度复杂，使得该类药物在癌症患者中的临床响应率仍普遍偏低，大部分患者中的肿瘤也会因单药耐药等原因最终复发[61]。因此，开发新的抗血管新生联合疗法对提升患者疗效和延长患者生存具有重要的研究价值。

已有研究表明，多种共受体参与调节VEGF信号转导及其下游通路，其构成了高度复杂的信号转导网络。Zhang等人运用多尺度QSP建模的思路，以血管内皮细胞中VEGF介导的复杂信号转导网络为核心并向上融合了该通路所驱动的肿瘤生长机制，实现了基于模型模拟的靶点干预评估和联合疗法预测筛选[62]。该QSP模型的核心信号通路部分全面考虑了VEGF通路中各共受体在细胞膜和细胞质内的相互作用、内化、循环和降解等动态过程，机制性描述了血管内皮细胞中VEGF介导的ERK和AKT激活的信号网络、负向机制TSP-1/CD47相互作用对ERK和钙信号激活的调节，以及Axl、eNOS等核心蛋白的激活。在细胞信号通路的基础上，模型运用了已发表的肾细胞癌患者异种移植瘤中的相关数据来测算和模拟血管新生抑制剂对于肿瘤生长的调控能力（图3-7）。

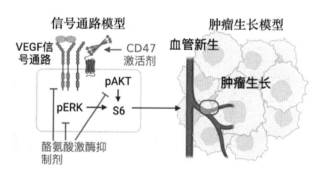

图3-7 多激酶酪氨酸激酶抑制剂治疗癌症的
跨尺度QSP模型结构

注：图片修改自 Zhang et al.，ACS Pharmacol Transl Sci，2023，6（5）：710-726

在肿瘤生长层面，该模型可准确重现异种移植肾细胞癌小鼠肿瘤模型中舒尼替尼（VEGFR2抑制剂）和曲美替尼（MEK抑制剂）或其联用治疗下ERK的抑制及其控制的肿瘤生长抑制（图3-8）。模型预测提示，相对于VEGFR2的磷酸化水平，更为关键的ERK的磷酸化激活无法被单一抗血管新生小分子抑制剂有效抑制。模型分析还揭示了一种潜在肿瘤耐药机制，即肿瘤细胞可通过上调Raf、MEK和鞘氨醇激酶1来降低ERK对于经典小分子抑制剂的敏感性。

Zhang等人进一步通过生成多维参数空间中的参数组，建立了由1000名虚拟患者组成的虚拟群体，并基于此模拟了多种单药、双药和三药组合的联合疗法对于血管新生信号通路的调节能力以及其对肿瘤生长的抑制作用。模型分析发现，激活内皮细胞上的CD47可以作为小分子抑制剂的有效联合用药伴侣，将显著提高单一疗法在抑制血管新生信号转导和肿瘤生长方面的效果。该模型为研究血管新生驱动的肿瘤生长和发现新的潜在药物联合治疗策略提供了重要见解。

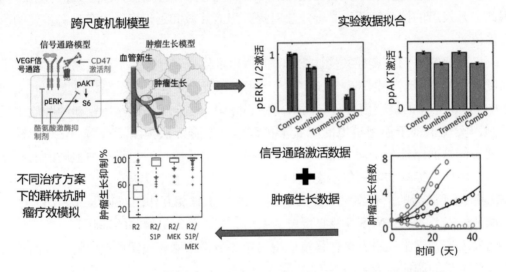

图3-8 基于跨尺度QSP模型模拟不同激酶抑制剂治疗方案的抗肿瘤药效

注：图片部分修改自 Zhang et al., ACS Pharmacol Transl Sci, 2023, 6 (5): 710–726

3.4 基于HER家族受体信号转导网络跨尺度建模的HER2阳性晚期乳腺癌治疗策略研究

人表皮生长因子受体2（human epidermal growth factor receptor 2, HER2）阳性乳腺癌是一种高度侵袭性的乳腺癌亚型，患者容易发生肿瘤的复发和转移，一旦进展到晚期，预后通常不佳，因此其晚期患者的药物治疗是临床重要难题。尽管HER2靶向疗法在近20年的快速发展极大改变了晚期患者的治疗格局，显著延长了患者的生存时间，但仍有许多未被满足的临床需求，如药物耐药及潜在应对策略、新组合方案的疗效、药物的最佳治疗顺序、新靶点的临床转化价值等。考虑到临床试验耗时耗力的特点，新型的基于QSP模型引导的研究方法对于解答上述研发问题以及指导患者的治疗具有重要价值和意义。

　　然而，HER2高表达乳腺癌细胞的增殖、迁移和耐药实际由HER家族受体蛋白下游的多通路多机制复杂信号网络所共同调控。针对上述问题，Zhou等人构建了一个跨尺度的QSP模型（图3-9），该模型主体即为描述了HER家族蛋白（HER1-4）受体与多种配体间复杂互作和下游多通路信号反馈激活的细胞层面模块[63]。Zhou等人在模型中首次同时纳入了HER2阳性晚期乳腺癌二线治疗的数类经典药物及其详细药理作用机制，包括酪氨酸激酶抑制剂（tyrosine kinase inhibitors，TKI）、抗体偶联药物（antibody-drug conjugate，ADC）、化疗和单克隆抗体等，目标通过模型模拟定量描述和预测不同治疗靶点、不同药物剂量和方案、不同药物模式、不同组合等干预下的临床前-临床抗肿瘤疗效及多个安全性指标，为新疗法的发现和临床转化提出关键的前瞻性方向指导和证据。

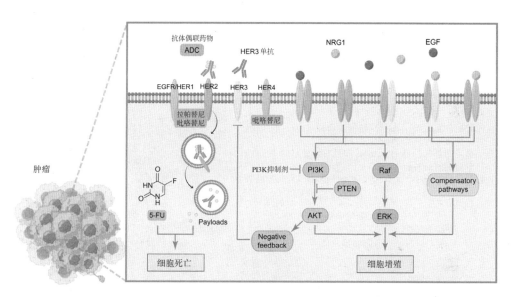

图3-9　HER2阳性晚期乳腺癌QSP模型中的主要细胞信号通路结构示意图

注：图片修改自Zhou et al., Acta Pharmacol Sin, 2024 Jun, 45（6）：1287-1304

　　Zhou等人运用大量多尺度实验数据对该QSP模型进行了详细校准和验证（覆盖通路-细胞-小鼠-人体多尺度），包括数百组体外细胞信号转导和细胞活性数据、小鼠异种移植瘤模型的体内药效数据、多项临床试验的患者疗效分布数据和临床生化指标数据等。模型敏感性分析和耐药表型模拟为新药组合的设计提供了重要见解，并围绕HER2阳性晚期乳腺癌治疗中的多种耐药场景提出了新的联用治疗策略。基于临床前层面的模拟，模型预测TKI联合ADC的新药物组合可在显著降低剂量的情况下诱导持久的肿瘤消退，并进一步基于剂量-反应分析推荐吡咯替尼联合恩美曲妥珠单抗作为优选方案（图3-10A，B）。模型还揭示了ADC与TKI联合卡培他滨的最佳治疗顺序，提示在ADC后序贯使用TKI加卡培他滨将产生更好的疗效，延长反应持续时间（图3-10C）。这对于因不良事件需要中断ADC治疗的患者群体具有重要的治疗意义。上述新发现已在动物实验中得到了定量验证。

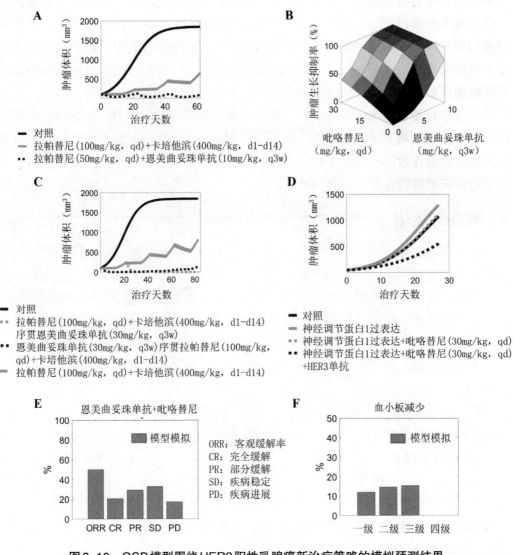

图3-10　QSP模型围绕HER2阳性乳腺癌新治疗策略的模拟预测结果

注：部分修改自 Zhou et al., Acta Pharmacol Sin, 2024 Jun, 45（6）: 1287-1304

此外，模型分析了神经调节蛋白1（neuregulin 1, NRG1）驱动TKI耐药的原因，并通过敏感性分析提示使用人表皮生长因子受体3（human epidermal growth factor receptor 3, HER3）抗体可有效逆转该耐药特征，恢复TKI的抗肿瘤活性（图3-10D）。这为NRG1+/HER3+患者亚群的转化研究提供了新方向。

通过进一步生成虚拟患者、构建虚拟患者群体并运行高通量虚拟临床试验，该模型首次实现了对于5种二线治疗药物（恩美曲妥珠单抗、德曲妥珠单抗、拉帕替尼、吡咯替尼、卡培他滨）所组成7种不同临床治疗方案在临床药效数据方面（包括临床客观缓解率等）的全部定量拟合，并提出TKI联合ADC的新组合方案即使在更低剂量下仍具有较好的临床疗效（如吡咯替尼联合恩美曲妥珠单抗的新组合）。模型预测吡咯替尼（320mg，qd）联合T–DM1（3.0mg/kg，q3w）的临床客观缓解率可达到50%[95%CI 41.7~58.3]（图3–10E），显著高于恩美曲妥珠单抗单药治疗。同时模型预测该新给药方案可降低恩美曲妥珠单抗的严重不良反应（主要为血小板减少，可使得≥3级血小板减少的发生率降低）（图3–10F），提示其有望成为HER2阳性晚期乳腺癌二线治疗的潜在替代策略。

上述多尺度研究框架由肿瘤细胞层面HER家族受体所控制的复杂信号通路网络展开，实现了模型驱动的体外－体内转化，为HER2阳性晚期乳腺癌的治疗药物研发和抗肿瘤疗效评估提供了一个高通量预测筛选平台，有助于前瞻性指导新治疗方案的临床推进以及患者的个性化用药。

4　挑战与展望

综上所述，基于细胞信号转导网络的系统模型大大提高了我们探究细胞命运调控和发现新靶点、新疗法的能力。然而，随着研究人员将更多的机制组分和调控细节等纳入复杂的细胞信号网络模型，如何处理大量参数是模型校准和验证过程中的一个普遍挑战。经典的参数敏感性分析和不确定性分析等方法可被用于评估模型的稳健性，尽管如此，参数的可识别性和模型结构的复杂性仍是信号网络模型伴随的一类常见问题。目前已有相关研究致力于开发大规模模型参数估计的高效计算方法[64, 65]。

另一方面，随着组学数据可及性的不断增加，如何在细胞信号模型中更多更准确地纳入多组学数据以实现更加精准的细胞命运预测也是当下的研究热点。以癌症领域为例，CCLE、GDSC等公开数据库记录了数百种不同癌症细胞系的多组学信息及大量的药物干预数据，而这些数据为基于个体组学和计算模型的个性化抗肿瘤药物疗效预测提供了可能。细胞层面的信号网络机制模型可有效运用该类数据以实现细胞系特异性的疗效预测并为新靶点、新疗法的发现提供方向。同时，鉴于机器学习方法在处理大量高维度数据方面的独特优势，进一步在机制模型框架中融合机器学习等高通量方法也是一个拓展细胞信号网络系统建模的重要方向，如近期的DrugCell、Cellbox等工作[66, 67]。

从疾病角度而言，大部分疾病的发生与发展是由大量不同类型细胞相互调控所最终导致的，因此，单个细胞信号网络模型所预测出的细胞命运（如癌细胞的生存或死亡）与人体层面疾病进展之间仍存在一定鸿沟。融合QSP建模或ABM（agent–based model）建模方法，将细胞层面的模型模拟与组织/人体层面的多类型细胞互作链接起来，是当下模型引导的疾病转化研究范式中的一大方向。考虑到单个/单类型细胞内均有较复杂的信号转导网络，上述跨尺度融合建模方法对算力会有较高要求；尤其是ABM模型，其在描述组织中细胞互作时通常会纳入百万级别的单个细胞数量。我们相信，未来计算算法和基础算力设施方面的技术进步将继续推动细胞信号网络建模的发展及其在疾病药物研究中的更多应用场景。

》》参考文献

1. Kholodenko BN. Cell-signalling dynamics in time and space[J]. Nat Rev Mol Cell Biol, 2006, 7(3):165-176.

2. Hlavacek WS, Faeder JR. The complexity of cell signaling and the need for a new mechanics[J]. Sci Signal, 2009, 2(81):46.

3. Huang CY, Ferrell JE, Jr. Ultrasensitivity in the mitogen-activated protein kinase cascade[J]. Proc Natl Acad Sci U S A, 1996, 93(19):10078-10083.

4. Kholodenko BN, Demin OV, Moehren G, et al. Quantification of short term signaling by the epidermal growth factor receptor[J]. J Biol Chem, 1999, 274(42):30169-30181.

5. Schoeberl B, Eichler-Jonsson C, Gilles ED, et al. Computational modeling of the dynamics of the MAP kinase cascade activated by surface and internalized EGF receptors[J]. Nat Biotechnol, 2002, 20(4):370-375.

6. Meyer P, Saez-Rodriguez J. Advances in systems biology modeling: 10 years of crowdsourcing DREAM challenges[J]. Cell Syst, 2021, 12(6):636-653.

7. Bartocci E, Lio P. Computational Modeling, Formal Analysis, and Tools for Systems Biology[J]. PLoS Comput Biol, 2016, 12(1):e1004591.

8. Sordo Vieira L, Laubenbacher RC. Computational models in systems biology: standards, dissemination, and best practices[J]. Curr Opin Biotechnol, 2022, 75:102702.

9. Wynn ML, Consul N, Merajver SD, et al. Logic-based models in systems biology: a predictive and parameter-free network analysis method[J]. Integr Biol (Camb), 2012, 4(11):1323-1337.

10. Gu C, Kim GB, Kim WJ, et al. Current status and applications of genome-scale metabolic models[J]. Genome Biol, 2019, 20(1):121.

11. Thorner J, Hunter T, Cantley LC, et al. Signal transduction: From the atomic age to the post-genomic era[J]. Cold Spring Harb Perspect Biol, 2014, 6(12):a022913.

12. Kolch W, Halasz M, Granovskaya M, et al. The dynamic control of signal transduction networks in cancer cells[J]. Nat Rev Cancer, 2015, 15(9):515-527.

13. Sever R, Brugge JS. Signal transduction in cancer[J]. Cold Spring Harb Perspect Med, 2015, 5(4):1-357.

14. Irish JM, Kotecha N, Nolan GP. Mapping normal and cancer cell signalling networks: towards single-cell proteomics[J]. Nat Rev Cancer, 2006, 6(2):146-155.

15. Bouhaddou M, Barrette AM, Stern AD, et al. A mechanistic pan-cancer pathway model informed by multi-omics data interprets stochastic cell fate responses to drugs and mitogens[J]. PLoS Comput Biol, 2018, 14(3):e1005985.

16. Erdem C, Mutsuddy A, Bensman EM, et al. A scalable, open-source implementation of a large-scale mechanistic model for single cell proliferation and death signaling[J]. Nat Commun, 2022, 13(1):3555.

17. Frohlich F, Kessler T, Weindl D, et al. Efficient Parameter Estimation Enables the Prediction of Drug Response Using a Mechanistic Pan-Cancer Pathway Model[J]. Cell Syst, 2018, 7(6):567-579 .

18. Mosser DM, Edwards JP. Exploring the full spectrum of macrophage activation[J]. Nat Rev Immunol, 2008, 8(12):958-969.

19. Mass E, Nimmerjahn F, Kierdorf K, et al. Tissue-specific macrophages: how they develop and choreograph tissue biology[J]. Nat Rev Immunol, 2023, 23(9):563-579.

20. Sica A, Mantovani A. Macrophage plasticity and polarization: in vivo veritas[J]. J Clin Invest, 2012, 122(3):787-795.

21. Chen P, Bonaldo P. Role of macrophage polarization in tumor angiogenesis and vessel normalization: implications for new anticancer therapies[J]. Int Rev Cell Mol Biol, 2013, 301:1-35.

22. Corliss BA, Azimi MS, Munson JM, et al. Macrophages: An Inflammatory Link Between Angiogenesis and Lymphangiogenesis[J]. Microcirculation, 2016, 23(2):95-121.

23. Lawrence T, Natoli G. Transcriptional regulation of macrophage polarization: enabling diversity with identity[J]. Nat Rev Immunol, 2011, 11(11):750-761.

24. Rex J, Albrecht U, Ehlting C, et al. Model-Based Characterization of Inflammatory Gene Expression Patterns of Activated Macrophages[J]. PLoS Comput Biol, 2016, 12(7):e1005018.

25. Liu X, Zhang J, Zeigler AC, et al. Network Analysis Reveals a Distinct Axis of Macrophage Activation in Response to Conflicting Inflammatory Cues[J]. J Immunol, 2021, 206(4):883-891.

26. Zhao C, Medeiros TX, Sove RJ, et al. A data-driven computational model enables integrative and mechanistic characterization of dynamic macrophage polarization[J]. iScience, 2021, 24(2):102112.

27. Rohrs JA, Wang P, Finley SD. Understanding the Dynamics of T-Cell Activation in Health and Disease Through the Lens of Computational Modeling[J]. JCO Clin Cancer Inform, 2019, 3:1-8.

28. Rohrs JA, Siegler EL, Wang P, et al. ERK Activation in CAR T Cells Is Amplified by CD28-Mediated Increase in CD3zeta Phosphorylation[J]. iScience, 2020, 23(4):101023.

29. Tserunyan V, Finley SD. Computational analysis of 4-1BB-induced NFkappaB signaling suggests improvements to CAR cell design[J]. Cell Commun Signal, 2022, 20(1):129.

30. Jakobsson L, Franco CA, Bentley K, et al. Endothelial cells dynamically compete for the tip cell position during angiogenic sprouting[J]. Nat Cell Biol, 2010, 12(10):943-453.

31. Eilken HM, Adams RH. Dynamics of endothelial cell behavior in sprouting angiogenesis[J]. Curr Opin Cell Biol, 2010, 22(5):617-625.

32. Song M, Finley SD. Mechanistic insight into activation of MAPK signaling by pro-angiogenic factors[J]. BMC Syst Biol, 2018, 12(1):145.

33. Bazzazi H, Popel AS. Computational investigation of sphingosine kinase 1 (SphK1) and calcium dependent ERK1/2 activation downstream of VEGFR2 in endothelial cells[J]. PLoS Comput Biol, 2017, 13(2):e1005332.

34. Bazzazi H, Zhang Y, Jafarnejad M, et al. Computer Simulation of TSP1 Inhibition of VEGF-Akt-eNOS: An Angiogenesis Triple Threat[J]. Front Physiol, 2018, 9:644.

35. Oliveira RHM, Annex BH, Popel AS. Endothelial cells signaling and patterning under hypoxia: a mechanistic integrative computational model including the Notch-Dll4 pathway[J]. Front Physiol, 2024, 15:1351753.

36. Zhang Y, Kontos CD, Annex BH, et al. Angiopoietin-Tie Signaling Pathway in Endothelial Cells: A Computational Model[J]. iScience, 2019, 20:497-511.

37. Zhang Y, Kontos CD, Annex BH, et al. A systems biology model of junctional localization and downstream signaling of the Ang-Tie signaling pathway[J]. NPJ Syst Biol Appl, 2021, 7(1):34.

38. Bauer AL, Jackson TL, Jiang Y, et al. Receptor cross-talk in angiogenesis: mapping environmental cues to cell phenotype using a stochastic, Boolean signaling network model[J]. J Theor Biol, 2010, 264(3):838-846.

39. Weinstein N, Mendoza L, Alvarez-Buylla ER. A Computational Model of the Endothelial to Mesenchymal Transition[J]. Front Genet, 2020, 11:40.

40. Koch MK, Jaeschke A, Murekatete B, et al. Stromal fibroblasts regulate microvascular-like network architecture in a bioengineered breast tumour angiogenesis model[J]. Acta Biomater, 2020, 114:256-269.

41. Meng S, Lv J, Chanda PK, et al. Reservoir of Fibroblasts Promotes Recovery From Limb Ischemia[J]. Circulation, 2020, 142(17):1647-1662.

42. Zeigler AC, Nelson AR, Chandrabhatla AS, et al. Computational model predicts paracrine and intracellular drivers of fibroblast phenotype after myocardial infarction[J]. Matrix Biol, 2020, 91-92:136-151.

43. Zeigler AC, Chandrabhatla AS, Christiansen SL, et al. Network model-based screen for FDA-approved drugs affecting cardiac fibrosis[J]. CPT Pharmacometrics Syst Pharmacol, 2021, 10(4):377-388.

44. Fu J, Su X, Li Z, et al. HGF/c-MET pathway in cancer: from molecular characterization to clinical evidence[J]. Oncogene, 2021, 40(28):4625-4651.

45. Mirando AC, Shen J, Silva RLE, et al. A collagen IV-derived peptide disrupts alpha5beta1 integrin and potentiates Ang2/Tie2 signaling[J]. JCI Insight, 2019, 4(4).

46. Jahangiri A, Nguyen A, Chandra A, et al. Cross-activating c-Met/beta1 integrin complex drives metastasis and invasive resistance in cancer[J]. Proc Natl Acad Sci U S A, 2017, 114(41):E8685-E8694.

47. Jafarnejad M, Sove RJ, Danilova L, et al. Mechanistically detailed systems biology modeling of the HGF/Met pathway in hepatocellular carcinoma[J]. NPJ Syst Biol Appl, 2019, 5:29.

48. Owsley J, Stein MK, Porter J, et al. Prevalence of class Ⅰ-Ⅲ BRAF mutations among 114, 662 cancer patients in a large genomic database[J]. Exp Biol Med (Maywood), 2021, 246(1):31-39.

49. Zaman A, Wu W, Bivona TG. Targeting Oncogenic BRAF: Past, Present, and Future[J]. Cancers (Basel), 2019, 11(8).

50. Larkin J, Ascierto PA, Dreno B, et al. Combined vemurafenib and cobimetinib in BRAF-mutated

melanoma[J]. N Engl J Med, 2014, 371(20):1867-1876.

51. Long GV, Stroyakovskiy D, Gogas H, et al. Dabrafenib and trametinib versus dabrafenib and placebo for Val600 BRAF-mutant melanoma: a multicentre, double-blind, phase 3 randomised controlled trial[J]. Lancet, 2015, 386(9992):444-451.

52. Hyman DM, Puzanov I, Subbiah V, et al. Vemurafenib in Multiple Nonmelanoma Cancers with BRAF V600 Mutations[J]. N Engl J Med, 2015, 373(8):726-736.

53. Corcoran RB, Atreya CE, Falchook GS, et al. Combined BRAF and MEK Inhibition With Dabrafenib and Trametinib in BRAF V600-Mutant Colorectal Cancer[J]. J Clin Oncol, 2015, 33(34):4023-4031.

54. Kirouac DC, Schaefer G, Chan J, et al. Clinical responses to ERK inhibition in BRAF(V600E)-mutant colorectal cancer predicted using a computational model[J]. NPJ Syst Biol Appl, 2017, 3:14.

55. Apte RS, Chen DS, Ferrara N. VEGF in Signaling and Disease: Beyond Discovery and Development[J]. Cell, 2019, 176(6):1248-1264.

56. Escudier B, Eisen T, Stadler WM, et al. Sorafenib for treatment of renal cell carcinoma: Final efficacy and safety results of the phase III treatment approaches in renal cancer global evaluation trial[J]. J Clin Oncol, 2009, 27(20):3312-3318.

57. Hansen TF, Qvortrup C, Pfeiffer P. Angiogenesis Inhibitors for Colorectal Cancer. A Review of the Clinical Data[J]. Cancers (Basel), 2021, 13(5).

58. Pujade-Lauraine E, Hilpert F, Weber B, et al. Bevacizumab combined with chemotherapy for platinum-resistant recurrent ovarian cancer: The AURELIA open-label randomized phase III trial[J]. J Clin Oncol, 2014, 32(13):1302-1308.

59. Tyczynska M, Kedzierawski P, Karakula K, et al. Treatment Strategies of Gastric Cancer-Molecular Targets for Anti-angiogenic Therapy: a State-of-the-art Review[J]. J Gastrointest Cancer, 2021, 52(2):476-488.

60. Tian W, Cao C, Shu L, et al. Anti-Angiogenic Therapy in the Treatment of Non-Small Cell Lung Cancer[J]. Onco Targets Ther, 2020, 13:12113-12129.

61. Haibe Y, Kreidieh M, El Hajj H, et al. Resistance Mechanisms to Anti-angiogenic Therapies in Cancer[J]. Front Oncol, 2020, 10:221.

62. Zhang Y, Popel AS, Bazzazi H. Combining Multikinase Tyrosine Kinase Inhibitors Targeting the Vascular Endothelial Growth Factor and Cluster of Differentiation 47 Signaling Pathways Is Predicted to Increase the Efficacy of Antiangiogenic Combination Therapies[J]. ACS Pharmacol Transl Sci, 2023, 6(5):710-726.

63. Zhou YT, Chu JH, Zhao SH, et al. Quantitative systems pharmacology modeling of HER2-positive metastatic breast cancer for translational efficacy evaluation and combination assessment across therapeutic modalities[J]. Acta Pharmacol Sin, 2024, 45(6):1287-1304.

64. Penas DR, Gonzalez P, Egea JA, et al. Parameter estimation in large-scale systems biology models: a parallel and self-adaptive cooperative strategy[J]. BMC Bioinformatics, 2017, 18(1):52.

65. Villaverde AF, Frohlich F, Weindl D, et al. Benchmarking optimization methods for parameter estimation in large kinetic models[J]. Bioinformatics, 2019, 35(5):830–838.

66. Kuenzi BM, Park J, Fong SH, et al. Predicting Drug Response and Synergy Using a Deep Learning Model of Human Cancer Cells[J]. Cancer Cell, 2020, 38(5):672–684.

67. Yuan B, Shen C, Luna A, et al. CellBox: Interpretable Machine Learning for Perturbation Biology with Application to the Design of Cancer Combination Therapy[J]. Cell Syst, 2021, 12(2):128–140.

>>>> **第四章**

基于定量系统药理学建模理念的肿瘤免疫疾病模型平台研究进展与应用

王汉文[1]，马慧林[2]，宫畅[1]，张书铭[1]，赵　宸[3]

1　约翰霍普金斯大学；2　百时美施贵宝（美国）；

3　南京医科大学

1　肿瘤免疫治疗的研究背景

癌症的重要特点之一是其基因组的不稳定性，导致肿瘤发生发展过程中会积累大量的点突变并产生具有免疫原性的肿瘤特异性抗原。针对这一过程，免疫系统的免疫监视功能发挥着至关重要的作用：适应性免疫系统和先天性免疫系统的免疫细胞会渗入肿瘤微环境中，并随时保持对肿瘤的监视和调控[1]。先天性免疫系统由自然杀伤细胞、吞噬细胞（包括巨噬细胞、树突细胞、中性粒细胞等）、嗜酸性粒细胞、嗜碱性粒细胞等组成，其可直接通过杀伤肿瘤细胞或触发适应性免疫反应参与对肿瘤的抑制。适应性免疫系统主要通过B细胞和T细胞发挥作用，其中B细胞是体液免疫反应中的核心调控枢纽，而T细胞主要参与细胞介导的免疫反应。因此，免疫系统通过多种不同机制的免疫监视和免疫反应，可有效杀伤恶变的肿瘤细胞。然而，肿瘤细胞已被发现可进化出多种机制以削弱免疫细胞功能和降低抗肿瘤免疫反应，如抗原呈递机制缺陷、免疫负调控通路上调、免疫抑制细胞群的招募等，而肿瘤免疫治疗的主要目标即为重新激活人体内的免疫系统以增强对肿瘤细胞的杀伤和抑制[1]。

肿瘤免疫疗法的相关研究最早可以追溯至二十世纪初，尽管近几十年来科学家们从未停止对肿瘤免疫治疗的机制和临床转化探索，但直到近期，肿瘤免疫疗法才正式在临床中证明了其重要价值并逐渐为癌症治疗带来了革命性变化。2011年，第一个抑制免疫检查点细胞毒性T淋巴细胞相关蛋白4（cytotoxic t-lymphocyte-associated protein 4，CTLA-4）的抗体Ipilimumab获得美国FDA批准用于治疗晚期黑色素瘤；2014年，免疫检查点程序性死亡受体1（programmed cell death 1，PD-1）的抑制性抗体pembrolizumab和nivolumab先后被美国FDA批准用于治疗晚期恶性肿瘤；2016年，首个抑制程序性死亡受体配体1（programmed death ligand 1，PD-L1）检查点的抗体atezolizumab获得美国FDA批准用于治疗实体肿瘤；2022年，首个淋巴活化基因3（lymphocyte activation gene 3，LAG3）抗体relatlimab获得实体瘤治疗的上市批准[2, 3]。尽管以上述免疫检查点抑制剂为代表的肿瘤免疫疗法已在临床实践中使大量患者获得了持久的临床响应，但它们在不同患者个体中的疗效具有很大的差异性，且从群体层面而言只有少部分癌症患者（20%~40%）能从免疫治疗中获益。因此，如何围绕肿瘤免疫治疗进一步提升患者临床响应仍是重要的问题且代表着广阔的药物研发市场[4]。

以PD1/PDL1抗体为例，统计数据显示2021年底全球在ClinicalTrials.gov网站注册的在研PD1/PDL1相关临床试验（包括单药和联用等）已有近5000项，且该数字是2017年统计数据的近3倍，代表了近年来肿瘤免疫领域全球药企持续火热的研发关注和投入[5]。然而考虑到新疗法在临床试验阶段的低成功率（约为10%左右），如何在肿瘤免疫药物研发决策时借助先进计算模拟方法，更好地系统性理解疾病复杂机制以及不同靶点干预与患者临床响应之间的多元定量关系，从而前瞻性指导临床试验方案设计，减少临床试错，提升临床试验成功率，优化研发管线布局，是全球药企共同面临的重要瓶颈问题。针对该问题，基于定量系统药理学（QSP）建模的疾病模型平台思路已在近年来的肿瘤免疫药物研发中被逐渐探索和应用，并取得了不俗的成果，其代表了欧美大型跨国药企在复杂疾病药物开发方面正在着力发展的一种全新可持续的模型引导研发范式，对我国在肿瘤免疫领域的药物研发亦具有重要的借鉴指导意义[6, 7]。

2 肿瘤免疫QSP模型平台的研发进展

2.1 欧美制药行业在肿瘤免疫治疗领域的QSP机制建模探索

近年来，欧美药企和科研机构在肿瘤免疫治疗的模型开发与应用方面取得了显著成果并推动了该领域的快速发展。2021年，Chelliah等人联合了欧美多家药企的30余位建模科学家，以综述形式详细阐述了肿瘤免疫领域建模研究的进展，系统性回顾了既往研究人员针对肿瘤–免疫复杂互作过程中的不同模块开发的机制模型以及近年来行业里涌现的代表性QSP疾病平台模型[6]。随后在2023年，国际定量药理学会的QSP工作小组发表了一篇重要行业调研文章，详细总结了欧美药企近年来在肿瘤免疫领域使用QSP指导相关药物研发的成果[7]。该文章调研了数十家欧美药企（包括大、中、小型公司）和研究机构的共计一百三十余位人员，其中不仅涵盖了QSP建模科学家（约占总数1/2），还包括了大量从事其他类型建模的科学家（约占总数1/3）以及非建模人员（如实验研究人员和临床医生等，约占1/6）。该行业调研指出，当前QSP在肿瘤免疫领域新药研发中主要解决的5类问题为剂量/给药方案设计，组合治疗策略评估，临床试验模拟/设计，预测性生物标志物评估，以及患者分层。另外，该报告指出QSP建模在肿瘤免疫领域应用目前仍面临的挑战主要为多尺度实验数据的分析与收集耗时耗力，模型构建所需的时间相对较长，以及模型验证和预测性能的评估缺乏统一标准等。针对QSP建模的应用价值而言，近半数受访公司认为QSP在其肿瘤免疫领域的新药研发中发挥了非常重要的内部决策和外部申报指导作用（"Critical+Regulatory Use"），且未来仍有较大的发展空间。该论文的作者们指出，尽管该调查侧重于QSP模型在肿瘤免疫领域新药研发中的应用，但其结果可侧面反映QSP在其他疾病领域的发展状态，即稳步上升且仍在不断拓展研发应用场景。

2.2 QSP-IO模型平台介绍

本节将就肿瘤免疫领域目前唯一公开的大型QSP疾病平台——QSP-IO平台（QSP for immuno-oncology）进行详细介绍。

2.2.1 QSP-IO的主要架构

围绕肿瘤免疫互作中的多尺度复杂机制以及其临床研究中涉及到的各类治疗药物，美国约翰霍普金斯大学的Aleksander Popel课题组开发了全球首个公开的大型QSP疾病平台模型并发表了系列模型研究论文，即QSP-IO系列研究，旨在以广泛的机制细节描述癌症–免疫循环（cancer-immunity cycle）以及基于模型机制性模拟肿瘤在免疫检查点抑制剂治疗下的动态变化；本章作者均为该项目团队成员。其中，2019年由Wang和Milberg等人撰写的文章首次公开了QSP模型的大部分细节[8, 9]，而该模型随后发展成为一个模块化的QSP平台，即QSP-IO[10]。该平台的最新版本由十余个模块组成，包括近150个常微分方程（ordinary differential equations，ODE）和250余个参数。每个模块描述模型中特定核心细胞与生物分子，比如癌细胞、T细胞（效应性T细胞、调节性T细胞、辅助性T细胞）、抗原呈递细胞、肿瘤抗原、免疫检查点、髓源性抑制细胞（myeloid-derived suppressor cell, MDSC）和肿瘤相关巨噬细胞（tumor-associated macrophage, TAM）[11, 12]。作为QSP疾病平台模型的一个重要优势，该模型的模块化结构已被证明能适用于不同的癌种以及不同的研究目标，有些模块可以被多次调用以模拟、描述不同的癌细胞、T细胞或肿瘤抗原克隆等。在以上模块基础上，研究人员可根据不同目标针对不同药物模式开发新的药物作用机制模块并纳入QSP模型，如单克隆抗体、小分子药物、T细胞接合剂、遮蔽抗体等[13-16]。

2.2.2 QSP-IO的主要分子机制

图4-1显示了纳入QSP-IO模型的所有机制。QSP-IO模型由4个主要隔室组成：中央室（central）、周围室（peripheral）、肿瘤室（tumor）和肿瘤引流淋巴结室（tumor-draining lymph node）。在此将讨论其中涵盖的主要生理病理机制内容。首先，癌细胞的生长可以用多种模型来描述，如指数模型、对数模型和Gompertz模型[17, 18]。根据Vaghi等人在对94只动物（包括833次测量和3个肿瘤模型）的肿瘤生长用不同模型模拟时得出的结论，Gompertz模型可最准确预测小鼠的肿瘤生长[19]，因此其被选用于QSP-IO模型中主要的肿瘤生长机制。同时，Gompertz模型的预测取决于模型中设定的初始肿瘤大小，小鼠实验中初始肿瘤的大小相当于注射肿瘤的体积，而如

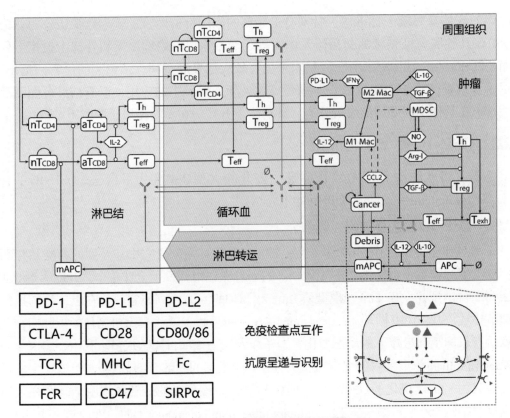

图4-1 QSP-IO 的模型结构和涵盖机制

注：图片修改自 Wang et al., iScience, 2022, Jun 30; 25 (8): 104702

果转化为临床患者模型，Vaghi 等人建议初始肿瘤体积为 10^{-6} 立方毫米（即单个癌细胞体积），而 Garcia–Cremades 等人在人类胰腺和卵巢肿瘤生长模型中将初始肿瘤的体积设定为癌症被诊断时测量的肿瘤大小[20]。对于肿瘤生长，另一个考量是血管生成（angiogenesis）的影响。Hahnfeldt 等人提出了一种 Gompertz 模型的变体来描述肿瘤血管对肿瘤生长的影响并在既往研究中有所应用[21]。综合考虑上述进展，最新的 QSP-IO 模型在描述肿瘤生长方面可在对数模型和 Gompertz 模型之间切换。在基于 QSP-IO 的乳腺癌模型研究中，Gompertz 模型被用来模拟白蛋白紫杉醇对血管内皮生长因子以及肿瘤生长的影响，并通过异速缩放（allometric scaling）由临床前拟合结果估算临床模型参数[14]。在基于 QSP-IO 的非小细胞肺癌模型研究中则使用了对数模型，癌细胞增殖率由临床测量的肿瘤倍增时间估算并假设肿瘤生长上限为 10 厘米（直径）[11]。

QSP-IO 中的主要免疫系统激活发生在淋巴结隔室中。既往研究发现，T 细胞的活化可大致分为三个阶段：①T 细胞与抗原呈递细胞（antigen–presenting cell, APC）的短暂接触；②T 细胞与 APC 的稳定接触和促生长细胞因子的产生；③T 细胞的快速增殖[22]。在 QSP-IO 模型中，第一步初始 T 细胞的激活速率根据初始 T 细胞和成熟 APC 所占比例估算得出。激活后，T 细胞开始生产 IL-2 并进入增殖阶段，继而在模型中成为功能性 T 细胞（如调节性或效应性 T 细胞）。由于 T 细胞在快速增殖过程中的激活程度是三种信号效应的总和［主要组织相容性复合体（major histocompatibility complex，MHC）/抗原肽–T细胞受体（T cell receptor，TCR）、共刺激分子、IL-2等细胞因子］，研究人员在设计T细胞与APC的互作机制时综合考虑了这些因素。首先，肿瘤抗原经APC摄取、加工和处理后，会在APC表面形成抗原肽–MHC分子复合物。在QSP-IO中，这一过程参考了Chen等人开发的免疫原性模型，而将抗原蛋白和竞争蛋白分别替换为肿瘤抗原和肿瘤相关自抗原[23]，从而描述了肿瘤抗原的摄取、降解，以及与MHC的结合、呈递至细胞表面的整体过程。此外，研究人员采用了前人提出的T细胞信号转导模型（kinetic proofreading with limited signaling model）估算了与抗原肽–MHC分子复合物结合的T细胞受体数量；该模型与米氏方程结合可准确描述实验数据并被用于估算T细胞被TCR单独激活后的分裂次数[24]。共刺激分子方面，QSP-IO模型纳入了CD80、CD86、CD28和CTLA-4之间的相互作用。在淋巴结中，APC表面上的CD80/86可与T细胞上的CD28或CTLA-4分子结合，进而激活或抑制T细胞，因此通过换算最终结合的CD28数量可用于估算T细胞通过共刺激而实现的激活程度（进一步体现为分裂次数）。细胞因子方面，T细胞因细胞因子刺激而导致的激活（体现为分裂次数）由模型中与IL-2浓度相关的希尔函数估算。

在QSP-IO中，在描述受体、配体和治疗性抗体之间的相互作用时，研究人员有机考虑了结合亲和力（affinity）、功能亲和力（avidity）和跨臂结合（cross-arm binding）效率。结合亲和力是指受体和配体之间相互作用的强度，等于解离速率和结合速率之比值，该参数取决于该相互作用的类型和外部物理特性，这些可通过体外实验测量[25, 26]。在描述两个相互作用分子之间的结合和解离速率变化时，模型纳入了功能亲和力以考虑抗体与靶点结合的协同作用（cooperativity）和多价性（multivalency）。例如，CTLA-4和CD80通常分别作为同源二聚体存在于T细胞和APC的表面，所以具有4个自由结合位点的CTLA-4和CD80之间的结合率应比CTLA-4和CD80单体之间的结合率更高。此外，跨臂结合效率是抗体的一种特性，Harms等人将跨臂结合定义为当二价抗体的其中一臂已经结合时抗体的自由臂与其靶标之间的结合，并详细展示了跨臂结合的机制建模在辅助设计治疗性抗体中的价值[27]。因此，QSP-IO中的受体、配体、抗体间的相互作用速率由实验测量的单价结合亲和力、配体与受体的可用结合点数量，以及抗体的跨臂结合效率共同决定。当前，QSP-IO假设所有治疗性抗体拥有Harms等人定义的弱交叉臂结合效率（$\chi = 100$）。

2.2.3 虚拟患者群体构建与临床试验模拟

图4-2展示了建立QSP-IO模型并基于模型进行虚拟患者群体构建和运行虚拟临床试验的5个步骤：①运用MATLAB软件中的SimBiology工具箱构建并初始化模型；②在模型中围绕研究目标添加所需要的分子或细胞模块；③从1个癌细胞开始运行直到模型中肿瘤达到临床诊断时的肿瘤直径；④模拟单个虚拟患者中相

关药物的治疗结果；⑤构建虚拟患者群体用于虚拟临床试验和剂量、组合、生物标志物等相关分析。理论上，每组随机生成的模型参数都可以被当作一个潜在虚拟患者，但相关模型参数和变量的数值均需保持在合理的生理病理测量数值范围之内。生成虚拟患者群体的第一步即需要挑选并生成最能代表个体间异质性的模型参数集。在进行参数集生成时，有些研究假定所有参数均匀分布（无先验信息情况）并会设定上下限进而随机生成参数值，并依靠后续算法过滤掉不合理的虚拟患者[28]。在QSP-IO模型中，主要的输出结果是肿瘤大小和常见的生物标志物，如肿瘤内CD8、CD4、FoxP3+T细胞的密度和PD-L1的表达水平等，而这些变量在患者身上测量到的数值范围通常很大，使得仅依靠上下限进行的过滤筛选并不能确保很好的临床相关性。例如，在对43名乳腺癌患者的肿瘤组织样本进行的数字病理分析中，其测量出的肿瘤内CD8+T细胞密度可相差超过3个数量级[29]。因此，在QSP-IO模型中，参数分布通常是根据已发表的实验或临床数据估算（生理相关参数的分布通常假定为对数正态分布）。对于无法直接测量或文献资料有限的参数，则通过临床试验模拟迭代以进行校准。每次迭代至少随机生成1000名虚拟患者，以计算相关模拟结果如肿瘤大小、细胞密度等。然后，通过比较模拟结果与临床测量值的中位数来调整该参数。由于模型的非线性结构，虚拟患者群体的构建是一个相对耗时的过程，但该方法对于确保所生成虚拟群体与临床真实群体间的关联和定量可比性具有重要意义。

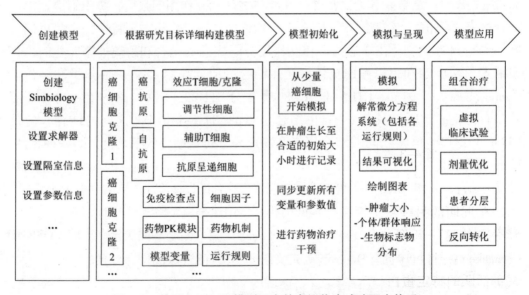

图4-2　基于QSP-IO模型平台的虚拟临床试验研究体系

2.2.4　基于QSP-IO平台的研究案例

a. 结合QSP-IO平台与不同癌种及不同模式药物的探索

基于QSP-IO的模型化框架，Popel课题组近年来已针对不同癌种中的药物治疗发表了一系列研究论文。以三阴性乳腺癌（triple-negative breast cancer，TNBC）为例，这是一种具有高度转移性的乳腺癌亚型，其治疗方案有限。针对TNBC患者的临床治疗方案等问题，研究人员根据已发表的TNBC临床数据校准了QSP-IO模型，并生成了一个代表TNBC患者的虚拟群体，以进行虚拟临床试验和对IMpassion130试验进行回顾性分析[13, 14]。IMpassion130的临床结果使得阿替利珠单抗和白蛋白紫杉醇的联合疗法于2019年获得加速批准，用于治疗PD-L1阳性的TNBC患者。研究人员将所构建的虚拟患者群体基于IMpassion130试验对照组（白蛋白紫杉醇单药）临床数据进行了定量校准，并运用虚拟临床试验的方法进行了该组合治疗的疗效预测与生物标志物分析。基于QSP模型的临床患者疗效预测（如临床客观缓解率等指标）与临床试验报告的结果一致（图4-3）。接下来，研究人员进行了一系列虚拟临床试验来比较两种药物的不同联用剂量和疗程对潜在疗效和不良反应（如白细胞减少）的影响，证明了QSP-IO平台在指导免疫疗法与化疗联合治疗时的临床试验设计及患者选择方面的转化应用潜力。

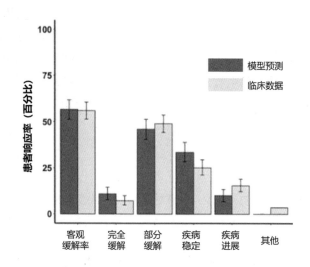

图4-3　QSP模型预测的TNBC患者临床疗效与实际结果的对比

注：图片修改自Wang et al.，iScience，2022，Jun 30；25（8）：104702

　　在近期的另一项研究中，Popel课题组使用QSP-IO的平台框架详细探索了遮蔽抗体这一新型药物模式在三阴性乳腺癌患者中的潜在疗效[16]。遮蔽抗体（masked antibody）是一类新型的抗体类药物，其通常被设计成能被肿瘤微环境局部活跃的特定蛋白酶水解激活，实现更准确的肿瘤靶向，因此相比于传统单抗，其有望降低全身毒性，然而该设计对疗效的潜在影响尚不明确。以上研究比较了针对PD-L1靶点开发的遮蔽抗体与非修饰单克隆抗体在肿瘤靶向特异性和患者临床治疗效果方面的潜在差异。研究人员运用文献中公布的三阴性乳腺癌患者中遮蔽抗体的药代动力学数据为模型提供了关键输入信息，而模型模拟结果表明，抗体的掩蔽虽可增加活性治疗成分在肿瘤微环境中的浓度，但会略微降低其临床疗效。研究人员还对遮蔽抗体的设计和给药方案和周期进行了优化，以最大限度地提高疗效（可实现与未修饰单克隆抗体在疗效上的一致），证明了遮蔽抗体在肿瘤精准靶向递送治疗方面的可行性。

另一项Popel课题组完成的研究继续丰富了QSP-IO的机制框架并首创性地探索了患者的肿瘤转移对免疫检查点药物疗效的影响[12]。研究人员在已有单个肿瘤的框架下加入了多个肿瘤分室以代表同一个患者中的多处转移病灶，并用转录组信息校准了多个分室的参数。该新框架考虑了1个原发病灶和3个转移病灶（即4个肿瘤分室，模型参数总量扩展到700余个），并包含了5个不同的癌细胞克隆（即每个肿瘤分室有1个细胞克隆，外加1个化疗耐药克隆）、8个肿瘤抗原克隆和8个效应性T细胞克隆。此外，通过将乳腺肿瘤的转移病灶转录组数据整合到模型中，研究人员成功运用该新模型预测了转移病灶对PD-1抑制剂的临床反应，并创造了一种应答者纳入评分以识别具有最大应答概率的临床患者。

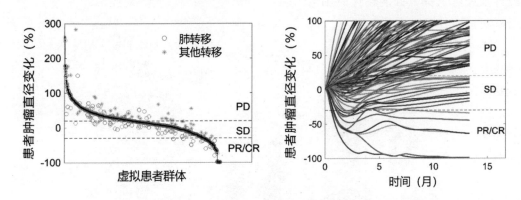

图4-4　PD-1单抗单药治疗转移性三阴性乳腺癌的虚拟临床试验模拟

注：图片修改自Arulraj et al.，Science Advances，2023 Jun 30；9（26）

图4-4显示了针对PD-1抑制剂的模拟临床试验预测结果，其中每个临床患者包含1个原发性乳腺肿瘤和3个转移肿瘤灶（包括2个肺部转移灶和1个其他部位转移灶），而在模型包含的每个转移灶中的免疫细胞丰度等指标均由EPIC[30]和quanTIseq[31]数据库的测算结果得出。研究人员通过瀑布图（waterfall plot）和蜘蛛图（spider plot）两种常见的可视化方法重现了每位患者所模拟出的肿瘤大小与基线相比的最佳变化以及肿瘤大小与基线相比随时间变化的百分比。利用设计的应答者纳入评分，研究人员发现APC的密度、淋巴结中杀伤T细胞的比例，以及肿瘤中癌细胞克隆的丰富度等几个特征可以单独作为预测性生物标志物来前瞻性区分潜在响应患者，而两个生物标志物的组合则具有更高的预测能力。模型分析表明，免疫检查点疗法如PD-1抑制剂在绝大部分情况下无法持续实现抗肿瘤效果且难以抑制所有转移灶的进展，但部分患者仍可实现肿瘤总负荷降低和临床获益。该QSP模型能根据个体患者的数据（包括原发灶与转移灶测序数据）进行精准参数化从而对免

疫疗法治疗后的肿瘤生长情况进行个性化预测[12]。

b. Agent-based Modeling 与 QSP-IO 平台的融合

肿瘤微环境是一个复杂且异质的环境，在肿瘤微环境中，癌细胞与间质细胞（包括免疫细胞和间质中的其他细胞）以及细胞外基质均存在较复杂的相互作用。此外，肿瘤微环境的构成在不同患者之间，乃至同一患者的不同肿瘤病灶之间都存在差异。这些差异不仅体现在所包含细胞的种类和密度上，还体现在这些细胞的空间分布上，并且被认为与肿瘤免疫疗法的有效性高度相关。因此，为了更好地识别可能从肿瘤免疫疗法中潜在受益的患者，建立可系统性描述肿瘤空间异质性和时空动态变化的定量计算模型具有重要意义。ABM 常被用于描述肿瘤微环境的时空动态。这类模型作为一种离散数学的计算框架，能够捕捉复杂系统在多种细胞及因子相互作用下的运行规律，因此尤其适用于描述和研究组织或器官尺度的生理病理现象。在肿瘤研究中，这些模型通过模拟癌细胞与免疫细胞之间的局部互作，能够再现肿瘤尺度下复杂且异质的整体行为，这对于理解肿瘤生长和其激发免疫反应的时空机制具有重要意义。

Popel 课题组构建了多尺度三维 ABM 模型以跟踪杀伤 T 细胞和癌细胞在肿瘤病灶中的空间相互作用[32]。该 ABM 模型中包含了相关细胞间的一系列局部相互作用，包括细胞因子如白介素 2 的释放和扩散，免疫检查点分子如 PD-L1 的诱导表达，T 细胞的活化及其对癌细胞死亡的杀伤作用，以及 T 细胞在免疫检查点作用下的衰竭。通过模型模拟发现在不同的患者中，由于其突变负荷和癌细胞表达抗原强度的不同，肿瘤微环境中的各类细胞及其分化亚型可显现出不同的模式特征，而这些特征与临床病理切片中观察到的免疫结构（immuno-architecture）具有高度类似性。同时，模拟分析发现在具有不同免疫结构特征的患者中，免疫检查点抑制剂（如抗 PD-1 单抗）的临床有效性同样可具有显著差异。进而，研究人员整合了上述 ABM 建模思路和其在描述空间异质性方面的特殊优势，以及 QSP-IO 平台所提出的整合型肿瘤免疫研究理念，成功构建了 spQSP-IO 模型（spatial quantitative systems pharmacology in immuno-oncology）（图 4-5）。一方面，此 spQSP-IO 模型使用计算成本较低的常微分方程组描述了个体和器官系统尺度下的动态生化反应事件，比如药物分布、肿瘤-免疫互作、肿瘤生长及其药物抑制等，且这些机制模块均直接取自于已公开发表的前述 QSP-IO 模型工作。另一方面，spQSP-IO 中的肿瘤 ABM 部分以空间的形式考虑了肿瘤微环境中的细胞和分子交互以及肿瘤内的异质性，同时也为基于数字病理学多重成像、单细胞测序、空间转录组学等多模态数据的模型应用和验证提供了直接框架。

在此项研究中，研究人员不仅基于该模型定量实现了对包括临床客观缓解率、无进展生存期在内的不同肿瘤临床试验终点的模拟，同时也探索了一系列由 QSP 融合 ABM 模拟结果分析推导出的空间生物标志物及其在预测患者疗效方面的可行性。这一融合定量 ODE-随机 ABM 模型以及时间-空间异质性的 spQSP-IO 模型框架为肿瘤临床患者的分层和个体化治疗策略研究提供了新的重要理论框架和计算预测工具，并代表了 QSP 领域未来的一大探索方向。

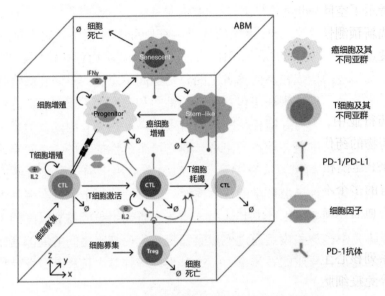

图4-5　spQSP-IO 模型中 ABM 部分的框架结构

注：图片修改自 Gong et al., Cancers, 2021 Jul 26; 13（15）: 3751

c. 单细胞组学数据与空间 QSP-IO 平台的融合

随着空间组学（如空间转录组学等）在临床样本检测中的逐渐应用，空间异质性对肿瘤疗法耐药的调控和影响已成为重要的研究热点。通过对肝癌患者组织样本进行空间转录组的研究，前期已有研究报道组织中的癌症相关成纤维细胞以及 T 细胞的空间差异化浸润对肿瘤免疫疗法的耐药与否具有重要影响[33]。因此，在肿瘤免疫治疗中，系统性结合空间 QSP 模型与空间组学数据对理解疾病驱动机制和寻找精准治疗手段将具有显著意义，而 Popel 课题组已在前述的空间 spQSP-IO 模型框架基础上首次引入了模型与空间组学的结合。针对空间特性的模型校准通常较复杂以及需要较高的算力成本，而在模型验证方面，由于从模型预测到临床样本检测结果在单细胞层面的点对点映射可行性较低，目前的模型验证方法主要以对比模拟结果和临床样本计算出的组织空间特征为主。

围绕以上思路，Popel 课题组运用了三阴性乳腺癌样本的单细胞测序和外显子测序来推测肿瘤抗原在癌细胞中的表达，并将其输入空间 QSP 模型中进行模拟，结果显示高肿瘤抗原异质性与免疫疗法的耐药性具有高度关联[34]。在另一项针对肝细胞癌的空间 QSP 研究中，研究人员采集了患者样本的空间转录组测序结果对空间 QSP 模型进行了校准并预测了典型响应患者的组织内细胞分布和细胞因子浓度，通过虚拟临床试验模拟，印证了肝癌样本中所发现的免疫细胞与癌细胞交互区域的形成与卡博替尼和纳武单抗的疗效成正相关联系的关键结论[35]。同时，该研究还运用了 Liu 等人收集的纳武单抗单药治疗下的患者样本空间转录组数据（作为独立验证集）对基于空间组学融合QSP模型的疗效预测结论进行了验证[36]。因此，以上两项研究充分展示了空间QSP模型在融合单细胞和空间组学数据以及探索肿瘤免疫治疗机制和筛选新预测性生物标志物方面的独特优势，其有望成为QSP研究领域的下一个前沿突破点。

2.3　其他代表性肿瘤免疫QSP模型平台

在制药行业中，对疾病过程进行建模和模拟的概念早已提出，以更高效研究候选治疗药物的药代动力学和药效学特性，指导临床前转化和临床开发。在百时美施贵宝，QSP建模和疾病模型平台已成为支持药物研发的关键工具模块，且被广泛用于其现有的多个不同疾病治疗领域，包括肿瘤免疫治疗、血液系统疾病、免疫系统疾病、心血管系统疾病、中枢神经系统疾病等。Cheng等人近期发表的文章描述了百时美施贵宝最为成熟的肿瘤免疫治疗QSP模型平台，该平台整合了癌症免疫循环中的一系列核心生物学过程，包括癌细胞抗原的释放、抗原呈递、T细胞和抗原呈递细胞等免疫细胞的激活与分化、免疫细胞的迁移和浸润，以及T细胞对癌细胞基于免疫检查点的识别等[37]。该QSP模型平台包含外周血、肿瘤、淋巴结和周围组织4个主要房室，以及150余个生理病理变量（如不同类型细胞、蛋白等）、300余个生化反应和超过1000个模型参数，整体参考了大量的基础研究文献和公开实验数据。

细胞组成方面，除癌细胞外，癌症-免疫循环中的关键免疫细胞例如CD8+T细胞、CD4+T细胞、调节T细胞、抗原呈递细胞、巨噬细胞、MDSC、NK细胞等均被机制性包含在该QSP模型平台中。模型探索的免疫检查点主要为CTLA-4、PD-1和LAG3等，且研究人员会根据药物研发即时需求不断加入新的免疫检查点和靶标。此外，常见的免疫治疗相关细胞因子、趋化因子如白介素、干扰素等以及对应的细胞表面受体也是模型的组成部分。在药物治疗方面，模型机制性涵盖了小分子、抗体和其他生物制剂等治疗模式，包括不同给药方案的体内药物代谢与分布、药物-靶标目标结合等生物学过程。QSP模型平台通过对上述所有成分间的复杂相互作用进行模拟，从而可将给药后的药物分布、治疗靶点干预、免疫系统激活、癌症-免疫互作、癌细胞增殖及抑制等一系列跨尺度调控事件有机串联起来，实现对癌症的发生发展以及药物治疗后的动态疗效及不良反应的全面机制性描述。

百时美施贵宝的QSP建模科学家们基于QSP模型平台以及筛选算法，建立与真实癌症患者具有高度可比性的虚拟患者群体，即在患者各项治疗前及治疗中免疫细胞/细胞因子水平以及总体的肿瘤大小变化方面实现虚拟患者群体与真实患者群体间的定量定性对应（图4-6）。以上的模型平台已经过数十组真实肿瘤免疫临床试验结果的反复校准与优化，包括免疫检查点抗体单药、联合以及多个不同剂量，并被持续用于肿瘤免疫治疗药物研发的内部决策和临床方案制定等场景[37]。在整个建模与分析过程中，QSP建模科学家们需要与不同研发部门（如临床部门、生物标志物部门、临床药理部门和药物发现部门）持续讨论，从而与研发团队中的所有利益相关部门达成建模目标的一致，为模型的开发和应用更好地设定具体的可交付成果和时间表。该肿瘤免疫QSP模型平台作为百时美施贵宝的多个QSP疾病模型平台之一，将为药物研发中的新靶点发现、临床给药剂量优化、生物标志物预测、临床试验中最佳组合治疗方案的确立以及毒性评估提供重要的决策支持与前瞻性设计。

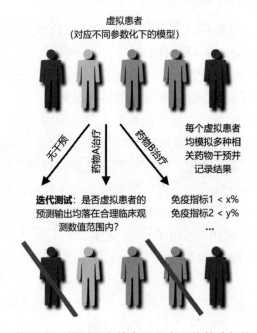

图4-6　基于QSP模型平台的虚拟患者群体筛选与构建

注：图片修改自Cheng et al.，2022，Methods Mol Biol，vol 2486. Humana，New York，NY.

3　挑战与展望

随着肿瘤免疫领域科学研究的不断进步，相关新的潜在治疗靶点不断涌现，许多新靶点被发现作用于T细胞和肿瘤细胞外的其他免疫细胞上，如巨噬细胞、NK细胞等。而在药物模式方面，除了经典的单克隆阻断抗体以外，近年来诸如双特异性抗体、小分子抑制剂、细胞因子、免疫激动剂、溶瘤病毒、细胞疗法、肿瘤疫苗等创新药物模式同样在肿瘤免疫治疗的基础及临床研究中被广泛探索。因此，对于肿瘤免疫领域的QSP模型平台而言，未来的重要发展方向之一即为融合多种创新药物模式和作用机制以及更多免疫系统细胞上的新兴机制通路，从而实现QSP疾病模型平台对肿瘤免疫多尺度生理病理过程的更全面的描述，进一步提升模型模拟在预测新靶点有效性和筛选组合治疗策略方面的实用价值。

随着多组学数据可及性的不断上升，如何在机制QSP模型中整合该类数据也是未来的一个探索方向，譬如多组学数据可被用于测算肿瘤免疫相关互作中的不同基因/蛋白/细胞表达量，进而构建更加准确的虚拟患者个体和群体等[38]。此外，空间组学、单细胞组学等更加先进的数据测量技术可与包含ABM元素的QSP模型相结合（如前文中介绍的spQSP模型平台），从而实现对虚拟患者中肿瘤异质性（包括区域和细胞层面）的更加准确描述。鉴于目前ABM模型从单个细胞层面对肿瘤的全面模拟能力仍在较大程度上受到算力限制，融合模型中ABM所代表的肿瘤大小通常仅能达到实际患者肿瘤体积的一小部分，笔者期待该技术瓶颈会随着未来科技发展而逐渐得到解决。

总而言之，针对肿瘤免疫这一药物研发领域，QSP疾病模型平台基于其较高的机制涵盖度和可根据新数据循环更新的独特优势，已成为全球一线药企和CRO公司的布局重点，相信这一先进理念和技术在未来我国肿瘤免疫领域的新药研发中也将发挥更加重要的作用。

》》 参考文献

1. Zhang Y, Zhang Z. The history and advances in cancer immunotherapy: understanding the characteristics of tumor-infiltrating immune cells and their therapeutic implications[J]. Cell Mol Immunol, 2020, 17(8):807-821.

2. Waldman AD, Fritz JM, Lenardo MJ. A guide to cancer immunotherapy: from T cell basic science to clinical practice[J]. Nat Rev Immunol, 2020, 20(11):651-668.

3. Aggarwal V, Workman CJ, Vignali DAA. LAG-3 as the third checkpoint inhibitor[J]. Nat Immunol, 2023, 24(9):1415-1422.

4. Xenia Elena B, Nicoleta Gales L, Florina Zgura A, et al. Assessment of Immune Status in Dynamics for Patients with Cancer Undergoing Immunotherapy[J]. J Oncol, 2021, 2021:6698969.

5. Upadhaya S, Neftelinov ST, Hodge J, et al. Challenges and opportunities in the PD1/PDL1 inhibitor clinical trial landscape[J]. Nat Rev Drug Discov, 2022, 21(7):482-483.

6. Chelliah V, Lazarou G, Bhatnagar S, et al. Quantitative Systems Pharmacology Approaches for Immuno-Oncology: Adding Virtual Patients to the Development Paradigm[J]. Clin Pharmacol Ther, 2021, 109(3):605-618.

7. Lemaire V, Bassen D, Reed M, et al. From Cold to Hot: Changing Perceptions and Future Opportunities for Quantitative Systems Pharmacology Modeling in Cancer Immunotherapy[J]. Clin Pharmacol Ther, 2023, 113(5):963-972.

8. Wang H, Milberg O, Bartelink IH, et al. In silico simulation of a clinical trial with anti-CTLA-4 and anti-PD-L1 immunotherapies in metastatic breast cancer using a systems pharmacology model[J]. R Soc Open Sci, 2019, 6(5):190366.

9. Milberg O, Gong C, Jafarnejad M, et al. A QSP Model for Predicting Clinical Responses to Monotherapy, Combination and Sequential Therapy Following CTLA-4, PD-1, and PD-L1 Checkpoint Blockade[J]. Sci Rep, 2019, 9(1):11286.

10. Sove RJ, Jafarnejad M, Zhao C, et al. QSP-IO: A Quantitative Systems Pharmacology Toolbox

for Mechanistic Multiscale Modeling for Immuno—Oncology Applications[J]. CPT Pharmacometrics Syst Pharmacol, 2020, 9(9):484–497.

11. Wang H, Arulraj T, Kimko H, et al. Generating immunogenomic data—guided virtual patients using a QSP model to predict response of advanced NSCLC to PD–L1 inhibition[J]. NPJ Precis Oncol, 2023, 7(1):55.

12. Arulraj T, Wang H, Emens LA, et al. A transcriptome—informed QSP model of metastatic triple-negative breast cancer identifies predictive biomarkers for PD–1 inhibition[J]. Sci Adv, 2023, 9(26):289.

13. Wang H, Ma H, Sove RJ, et al. Quantitative systems pharmacology model predictions for efficacy of atezolizumab and nab–paclitaxel in triple–negative breast cancer[J]. J Immunother Cancer, 2021, 9(2):1–15.

14. Wang H, Zhao C, Santa–Maria CA, et al. Dynamics of tumor–associated macrophages in a quantitative systems pharmacology model of immunotherapy in triple–negative breast cancer[J]. iScience, 2022, 25(8):104702.

15. Ma H, Wang H, Sove RJ, et al. Combination therapy with T cell engager and PD–L1 blockade enhances the antitumor potency of T cells as predicted by a QSP model[J]. J Immunother Cancer, 2020, 8(2):1–11.

16. Ippolito A, Wang H, Zhang Y, et al. Eliciting the antitumor immune response with a conditionally activated PD–L1 targeting antibody analyzed with a quantitative systems pharmacology model[J]. CPT Pharmacometrics Syst Pharmacol, 2024, 13(1):93–105.

17. West J, Newton PK. Cellular interactions constrain tumor growth[J]. Proc Natl Acad Sci USA, 2019, 116(6):1918–1923.

18. Ghaffari Laleh N, Loeffler CML, Grajek J, et al. Classical mathematical models for prediction of response to chemotherapy and immunotherapy[J]. PLoS Comput Biol, 2022, 18(2):e1009822.

19. Vaghi C, Rodallec A, Fanciullino R, et al. Population modeling of tumor growth curves and the reduced Gompertz model improve prediction of the age of experimental tumors[J]. PLoS Comput Biol, 2020, 16(2):e1007178.

20. Garcia–Cremades M, Pitou C, Iversen PW, et al. Translational Framework Predicting Tumour Response in Gemcitabine–Treated Patients with Advanced Pancreatic and Ovarian Cancer from Xenograft Studies[J]. AAPS J, 2019, 21(2):23.

21. Hahnfeldt P, Panigrahy D, Folkman J, et al. Tumor development under angiogenic signaling: a dynamical theory of tumor growth, treatment response, and postvascular dormancy[J]. Cancer Res, 1999, 59(19):4770–4775.

22. Mempel TR, Henrickson SE, Von Andrian UH. T–cell priming by dendritic cells in lymph nodes occurs in three distinct phases[J]. Nature, 2004, 427(6970):154–159.

23. Chen X, Hickling TP, Vicini P. A mechanistic, multiscale mathematical model of immunogenicity for therapeutic proteins: part 1–theoretical model[J]. CPT Pharmacometrics Syst Pharmacol, 2014, 3(9):e133.

24. Lever M, Maini PK, van der Merwe PA, et al. Phenotypic models of T cell activation[J]. Nat Rev Immunol, 2014, 14(9):619–629.

25. Jarmoskaite I, AlSadhan I, Vaidyanathan PP, et al. How to measure and evaluate binding affinities[J]. Elife, 2020, 9:1–34.

26. Erlendsson S, Teilum K. Binding Revisited–Avidity in Cellular Function and Signaling[J]. Front Mol Biosci, 2020, 7:615565.

27. Harms BD, Kearns JD, Iadevaia S, et al. Understanding the role of cross–arm binding efficiency in the activity of monoclonal and multispecific therapeutic antibodies[J]. Methods, 2014, 65(1):95–104.

28. Allen RJ, Rieger TR, Musante CJ. Efficient Generation and Selection of Virtual Populations in Quantitative Systems Pharmacology Models[J]. CPT Pharmacometrics Syst Pharmacol, 2016, 5(3):140–146.

29. Cimino–Mathews A, Thompson E, Taube JM, et al. PD–L1 (B7–H1) expression and the immune tumor microenvironment in primary and metastatic breast carcinomas[J]. Hum Pathol, 2016, 47(1):52–63.

30. Racle J, de Jonge K, Baumgaertner P, et al. Simultaneous enumeration of cancer and immune cell types from bulk tumor gene expression data[J]. Elife, 2017, 6:1–25.

31. Finotello F, Mayer C, Plattner C, et al. Molecular and pharmacological modulators of the tumor immune contexture revealed by deconvolution of RNA–seq data[J]. Genome Med, 2019, 11(1):34.

32. Gong C, Milberg O, Wang B, et al. A computational multiscale agent–based model for simulating spatio–temporal tumour immune response to PD1 and PDL1 inhibition[J]. J R Soc Interface, 2017, 14(134):1–13.

33. Zhang S, Yuan L, Danilova L, et al. Spatial transcriptomics analysis of neoadjuvant cabozantinib and nivolumab in advanced hepatocellular carcinoma identifies independent mechanisms of resistance and recurrence[J]. Genome Med, 2023, 15(1):72.

34. Zhang S, Gong C, Ruiz–Martinez A, et al. Integrating single cell sequencing with a spatial quantitative systems pharmacology model spQSP for personalized prediction of triple–negative breast cancer immunotherapy response[J]. Immunoinformatics (Amst), 2021:1–2.

35. Zhang S, Deshpande A, Verma BK, et al. Integration of Clinical Trial Spatial Multi–omics Analysis and Virtual Clinical Trials Enables Immunotherapy Response Prediction and Biomarker Discovery[J]. Cancer Res, 2024, 84(16):2734–2748.

36. Liu Y, Xun Z, Ma K, et al. Identification of a tumour immune barrier in the HCC microenvironment that determines the efficacy of immunotherapy[J]. J Hepatol, 2023, 78(4):770–782.

37. Cheng Y, Straube R, Alnaif AE, et al. Virtual Populations for Quantitative Systems Pharmacology Models[J]. Methods Mol Biol, 2022, 2486:129–179.

38. Lazarou G, Chelliah V, Small BG, et al. Integration of Omics Data Sources to Inform Mechanistic Modeling of Immune–Oncology Therapies: A Tutorial for Clinical Pharmacologists[J]. Clin Pharmacol Ther, 2020, 107(4):858–870.

第五章 《《《《

定量系统药理学模型在细胞治疗药物研发中的研究进展与应用

赵　宸[1]

1　南京医科大学

1　细胞治疗药物的研究背景

　　近年来，细胞治疗类药物（即通过向体内注射活细胞来治疗疾病）已成为全球新药研发和临床治疗应用方面的关注焦点[1]。在全球制药企业和科研机构的大量研发投入下，一些重磅细胞疗法已经通过了临床验证并获批进入市场，其中最典型的案例之一是利用重新编程的患者来源T细胞，即嵌合抗原受体T细胞（chimeric antigen receptor-T，CAR-T）来治疗血液系统肿瘤，且该先进技术的成功使得美国FDA于2017年先后批准了tisagenlecleucel和axicabtagene ciloleucel两个全球首创性的自体CD19靶向CAR-T细胞治疗产品[2, 3]。除了免疫细胞类产品外，细胞治疗中的另一大门类即干细胞类产品也获得了广泛关注和应用：2015年，欧盟批准了第一款自体干细胞类产品Holoclar用于治疗成人角膜缘干细胞缺乏症（通常由眼部灼伤引起）[4]；2018年，首个异体来源的间充质干细胞疗法Alofisel被欧盟批准用于治疗克罗恩病复杂性肛瘘[5]。2024年，美国FDA首次批准了异体来源间充质干细胞疗法Ryoncil（remestemcel-L-rknd）用于治疗类固醇难治性急性移植物抗宿主病，其行业意义深远。

　　由于细胞治疗的广阔前景和相关行业政策的支持，我国医药产业对细胞治疗的探索和投入大有后来居上之趋势。以细胞治疗中的CAR-T类产品为例，截至2024年底，美国FDA共批准7款CAR-T产品，而中国也已有6款CAR-T产品获批上市，且我国开展的CAR-T临床试验数量位居全球第一，数量远超美国[6]。干细胞方面，我国的临床转化探索也已处于世界第一梯队：截至2023年底，我国共有100余项干细胞类药物处于临床试验阶段，涉及十余种潜在适应症，且已有产品进入关键三期临床。2025年1月，国家药品监督管理局批准了国内首款干细胞药物艾米迈托赛注射液，用于治疗激素治疗失败的急性移植物抗宿主病。综上所述，细胞治疗产品在我国的未来发展潜力不言而喻。

　　尽管细胞治疗类产品已在众多人类疾病中展现出了突出的治疗潜力，其作为独特的"活药物",与小分子、大分子等传统药物模式相比在许多方面都具有较大的特征差异。首先,由于大部分细胞治疗类产品在人体内会出现扩增和分化等现象,传统大小分子药物的"物质平衡"体内分布规律并不适合于研究细胞类产品在患者体内的生物分布和水平变化。第二,细胞类产品的体内分布和扩增规律往往和患者的疾病状态高度关联且存在显著的动态互作,如疾病状态会影响细胞迁移和扩增,而细胞的状态和活性又会影响其对疾病的治疗结果。第三,细胞治疗产品通常为来源于不同供体而生产出的活细胞,其工艺技术较为复杂,因此不同批次的细胞类产品往往会存在活性、组分等方面的差异,进而影响临床治疗效果。

因此,考虑到细胞治疗类产品的昂贵临床试验成本,如何运用前沿定量系统药理学(QSP)模型机制性模拟细胞在体内的分化与扩增,进而动态描述细胞与疾病之间的复杂互作过程并通过高通量模拟优化临床试验设计,筛选最佳治疗人群,是QSP模型相比于传统定量药理模型的独特优势,也是全球细胞治疗药物研发企业共同关注的技术热点。本章节将分别结合具体案例就QSP建模研究方法在不同类型细胞治疗药物临床开发中的转化应用做详细介绍。

2 定量系统药理学模型在细胞治疗领域的应用

2.1 嵌合抗原受体T细胞

嵌合抗原受体T细胞(CAR-T)疗法是一种革命性的过继细胞免疫疗法。通过改造患者体内T细胞使其携带特异性嵌合抗原受体(CAR),CAR-T细胞能以非主要组织相容性复合体(major histocompatibility complex,MHC)依赖性方式精准识别并杀伤癌细胞。该疗法在治疗血液系统恶性肿瘤方面展现出了显著疗效[7, 8]。近期临床研究表明,CAR-T在实体瘤治疗方面也具有较好的转化应用潜力[9, 10]。然而,由于CAR-T在患者体内存在独特且高度复杂的细胞动力学(图5-1)和药效动力学特征,需要新的研究体系以更准确评估CAR-T疗法的体内过程与有效性/安全性。通过建立定量系统药理模型,可以有效揭示肿瘤与CAR-T相互作用的机制,深入理解不同变量,如结合亲和力、靶点密度、CAR密度以及肿瘤负荷等对治疗过程的影响。因此,该方法有助于阐明CAR-T体外与体内疗效的相关性,促进临床前到临床的转化,可为CAR-T疗法的优化和临床应用提供有力支持。

目前,在靶向血液系统肿瘤的CAR-T治疗方面,研究人员已发表了多篇机制性QSP建模文章,研究重点包括患者的临床疗效、治疗前患者的预处理、不良反应预测等(表5-1)。在CAR-T治疗方面,Singh等人构建了一个QSP模型,并使用了临床CAR-T动力学以及相应的靶病灶动态变化数据,目标为B细胞成熟抗原(B cell maturation antigen,BCMA)靶向的CAR-T产品治疗复发性或难治性多发性骨髓瘤提供疗效预测平台与指导剂量设计。通过纳入临床前到临床的多层次数据,模型分析发现基线肿瘤负荷对CAR-T细胞扩增的影响较显著,并且在给药剂量方

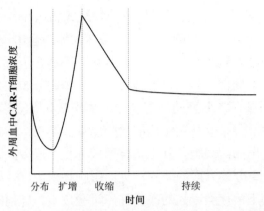

图5-1　CAR-T细胞在患者体内的典型多相细胞动力学过程

面存在潜在"阈值剂量"，即超过这个剂量后，剂量-效应关系将趋于平坦。该研究首次以模型形式系统性地对CAR-T细胞激活、扩增和衰竭的动力学过程以及CAR-T细胞介导的肿瘤杀伤过程进行了定量表征，并借助模型产生的虚拟患者进行高通量模拟测试从而探索了QSP模型在指导临床试验方面的可行性，为CAR-T在血液系统肿瘤临床试验中的应用提供了全新的研究范式与思路[11]。

表5-1　文献中 CAR-T 治疗的 QSP 模型概述

论文作者（PMID）	主要研发单位	模型特点	CAR-T 种类及适应症	模型预测与结论
Singh, et al.（33565700）	强生公司	包含 CAR-T 与肿瘤结合形成复合物及驱动 CAR-T 增殖与肿瘤杀伤的系列生理过程；包含 CAR-T 效应细胞与记忆细胞表型及不同人体隔室；可定量表征临床患者疗效数据并产生虚拟患者群体以进行剂量-效应预测	BCMA CAR-T，复发性或难治性多发性骨髓瘤	1.患者基线肿瘤负荷对 CAR-T 细胞扩增的影响比细胞剂量更大 2.该 CAR-T 产品的剂量-效应关系存在潜在"阈值剂量"
Salem, et al（37448297）	武田制药	描述了多个 CD4+/CD8+ CAR-T 细胞亚群（Tscm, Tcm, Tem, Teff 等）在人体不同部位的细胞动力学	CD19 CAR-T，B 淋巴细胞白血病	CAR+ Tscm 细胞在输注产品中的占比对 CAR-T 细胞的持久性具有关键影响
Schoell, et al.（34205020）	柏林自由大学	包含不同 CAR-T 细胞分型的增殖分化动力学以及对肿瘤的杀伤机制	CD19 CAR-T，复发性/难治性非霍奇金淋巴瘤	1.患者第 7 天的 CD4+/CD8+ CAR-T 细胞比率与 CAR-T 细胞增殖高度相关 2.提出了临床综合评分；通过比较基线评分，模型可预测患者的早期缓解情况

续表

论文作者 （PMID）	主要研 发单位	模型特点	CAR-T 种类及 适应症	模型预测与结论
Derippe, et al. （36970053）	施维雅 集团	针对同种异体 CAR-T 细胞； 包含 IL-7 对宿主免疫细胞（T 细胞，NK 细胞）以及输注 CAR-T 细胞的不同调控机制； 描述清淋对同种异体 CAR-T 的作用	同种异体 CD19 CAR-T，B 淋巴 细胞白血病	1. IL-7 水平对宿主免疫系 统与 CAR-T 细胞间的动 态相互作用具有重要影响 2. 与氟达拉滨／环磷酰胺一起 使用阿仑木单抗可提升同种 异体 CAR-T 细胞的扩增
Tsai, et al. （35869348）	武田 制药	构建了 mPBPK-PD 模型以描 述 CAR-T 细胞在不同给药途 径（静脉或局部注射）下的 体内行为	肝癌	局部注射相较于静脉注射在 提升 CAR-T 的实体瘤内分布 和抗肿瘤效果方面更具优势
Singh, et al. （31852337）	强生 公司	基于 PBPK 模型描述 CAR-T 在 各体内器官的分布与循环；整 合多尺度 CAR-T 实验数据，包 括多个不同靶点的临床前数据	BCMA、HER2、 CD19 和 EGFR CAR-T	1. CAR-T 细胞的体内扩增具有 较明显的剂量-反应关系 2. 该类模型框架可有效指导 CAR-T 产品的临床转化

为了考察 CAR-T 细胞亚型的扩增动力学，Salem 等人针对 CD19 CAR-T 细胞治疗 B 淋巴细胞白血病构建了一个多尺度的整合模型[12]。研究人员首先使用细胞水平的药效学（pharmacodynamics，PD）模型来同时描述两种 CAR-T 细胞（FMC63 和 CAT19）的体外杀伤数据。进一步，研究人员结合了定量 PCR 和流式细胞技术所测得的癌症患者外周血中 CAR+CD8+ 和 CAR+CD4+T 细胞亚群水平的数据，初步构建了细胞动力学-药效学模型来描述不同 CAR-T 细胞亚群在患者体内的扩增特征。最后，模型被进一步扩展以表征多种 CAR-T 细分表型（Tscm-干细胞记忆、Tcm-中央记忆、Tem-效应记忆，Teff-效应细胞）的分布，并基于少量的患者体内数据对此部分进行了模型校准。进一步模拟分析发现，CAR-T 细胞产品中 Tscm 表型的占比和多克隆性可能对 CD19 CAR-T 细胞疗法的总体扩增和长期持久性具有显著影响。该模型有望被用于优化 CD19 CAR-T 细胞产品的组成和制备，并为理解患者体内的 CAR-T 细胞扩增动力学提供新见解。

Mueller-Schoell 等人基于一款 CD19 CAR-T 产品治疗复发难治性非霍奇金淋巴瘤的临床患者数据，将非线性混合效应模型与机制模型结合并囊括了不同的 CAR-T 细胞亚型（图 5-2），用于分析与 CAR-T 治疗效果相关的预测性生物标志物。研究人员通过模型分析指出，第 7 天的 CD4+/CD8+ CAR-T 细胞比例以及之前是否进行过自体干细胞移植是影响 CAR-T 细胞体内增殖的最显著因素。研究人员通过模型模拟提出了临床综合评分（clinical composite score，CCS）概念，其数值由最大体内 CAR-T 细胞浓度除以患者基线肿瘤负荷得出。通过比较不同患者的 CCS 数值，可以有效预测患者在治疗后早期阶段的生存情况。进一步相关性分析提示，当患者体内初始亚型的 CAR-T

细胞CCS数值小于0.00136（cells·μL^{-1}）·mL^{-1}时，其生存期显著低于CCS评分高的亚组，该数值具有潜在临床分层潜力，从而为研究CD19 CAR-T治疗后的患者特异性预测性生物标志物提供了新方向和新的方法学平台[13]。

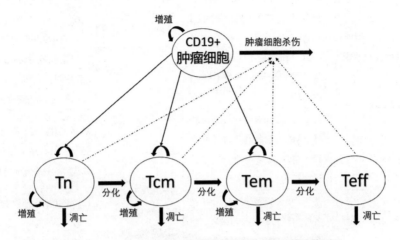

图5-2 Mueller-Schoell等人开发的QSP模型框架

注：图片修改自Mueller-Schoell et al., Cancers, 2021, Jun 3; 13（11）: 2782.

围绕CAR-T疗法的预处理，Derippe等人针对同种异体CD19 CAR-T细胞（UCART19）治疗B淋巴细胞白血病构建了机制QSP模型[14]。该模型囊括了25名复发/难治性CD19阳性B细胞急性淋巴细胞白血病患者的临床数据，并通过模拟描述不同UCART19记忆细胞亚群的动态变化，以测量和评估不同清淋方案将如何改变UCART19细胞的扩增和持久性。该QSP模型通过引入因清淋引起的IL-7动力学变化和宿主T细胞对UCART19的清除机制，成功重现了UCART19的三种不同体内扩增模式：持久性扩增、暂时扩增后快速下降，以及无扩增。模型预测指出，在氟达拉滨和环磷酰胺基础上使用阿仑单抗能够有效促进UCART19细胞的扩增，而UCART19的记忆表型占比以及患者体内IL-7的抑制作用对UCART19的整体扩增和持久性也具有重要影响。该工作为理解宿主免疫系统、IL-7和CAR-T细胞的相互作用以及考察同种异体CAR-T疗法中清淋方案的实施策略提供了新的模型引导研究思路。

在治疗血液系统肿瘤取得重要成功的基础上，CAR-T疗法现已成为实体瘤领域的研究热点。然而，复杂的肿瘤微环境可动态影响CAR-T的体内分布和杀伤能力，这也使得CAR-T在实体瘤治疗中进展缓慢。围绕CAR-T的实体瘤治疗，Tsai等人基于最小生理药代动力学（minimal physiologically-based pharmacokinetic, mPBPK）建模理念和CAR-T与靶细胞结合的相关机制，构建了一个小型QSP模型以解析不同给药途径（静脉注射和局部注射）对CAR-T细胞在临床前动物模型肿瘤内分布的影响（图5-3）[15]。该模型纳入了胸膜或肝脏荷瘤小鼠中采取静脉注射和局部注射（肝动脉注射，胸膜内注射）后所采集的CAR-T细胞器官分布数据，并基于此进行了模型拟合和分析。以肝脏荷瘤小鼠为例，模型研究发现，肝动脉注射CAR-T相比于普通静脉注射或肝门静脉注射，可更加有效地帮助CAR-T细胞渗透进肿瘤内部从而增强抗肿瘤效果。同时，肝脏肿瘤本身的血流丰度也会显著影响CAR-T细胞的瘤内渗透。该模型为研究实体瘤CAR-T产品的最佳注射途径提供了一个可供扩展的转化模拟平台。

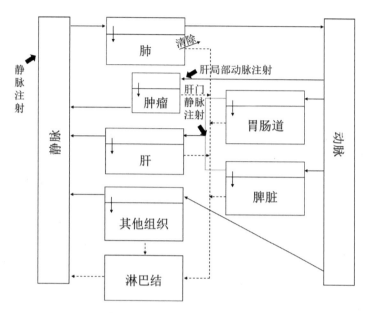

图5-3 Tsai等人开发的CAR-T治疗QSP模型

注：图片修改自 Tsai et al.，J Pharmacokinet Pharmacodyn，2022，Oct；49（5）：525-538

此外，Singh等人也开发了一个可用于指导实体瘤CAR-T研发的多尺度QSP模型平台。该平台主要关注临床前维度：通过整合细胞水平PD模型与CAR-T体内多器官分布的PBPK模块，研究人员成功基于QSP模型定量描述了EGFR、CD19、BCMA和HER2四种不同靶点CAR-T产品的大量临床前数据（包括体外实验以及体内动物实验）[16]。模型分析提示，对于具有不同肿瘤负荷的个体，即使注射相同剂量的CAR-T细胞，其血液中达到的最大CAR-T扩增程度也会具有较大差异。

然而，在CAR-T治疗实体瘤领域，上述模型仍局限于临床前层面，因此，笔者团队开发了首个可系统性描述CAR-T体内外过程（包括CAR特征、体外杀伤与扩增、体内分布、临床细胞动力学与患者肿瘤杀伤等）并能有效将临床前多模态数据链接以指导CAR-T产品在实体瘤中的临床剂量设计和产品开发的QSP模型。该跨尺度QSP模型运用了多个实体瘤治疗CAR-T产品（针对Claudin18.2、HER2、EGFR、GPC3、Mesothelin等靶点）的大量临床前数据以及临床数据进行了综合参数校准，总体能够较准确描述CAR-T在体外细胞层面、小鼠层面以及真实患者体内层面的生物分布扩增过程和杀伤机制。尤其在患者层面，该模型能够定量表征十余种CAR-T细胞亚型（ThTn，ThTcm，ThTem，ThTeff，CD8Tn，CD8Tcm，CD8Tem，CD8Teff，TregTcm，TregTem等）、宿主T细胞，以及多种细胞因子（IL-2，IL-6，IFN-γ，VEGF等）在不同个体患者体内的治疗后动态变化谱以及其对肿瘤杀伤的影响（图5-4）。

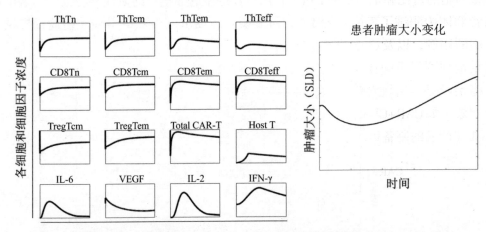

图5-4 QSP模型可定量表征患者个体中不同细胞亚型及多个响应指标的动态变化

以Claudin18.2 CAR-T为例，研究人员构建晚期胃癌患者对应的虚拟群体，并模拟探索了不同CAR-T剂量下的患者群体临床客观缓解率（objective response rate，ORR）和疾病控制率（disease control rate，DCR）。基于高通量虚拟临床试验的临床剂量-响应分析结果提示，存在潜在的疗效相关CAR-T剂量阈值范围：即超过该CAR-T输注剂量后，ORR和DCR曲线的上升趋势明显放缓，提示即使继续增加输注剂量也难以显著增加患者的临床获益。该分析可为相关Claudin18.2 CAR-T产品治疗胃癌患者的临床最优剂量选择提供重要证据。

基于QSP模型，研究团队也探索了不同CAR-T给药方案的临床潜在获益差别，包括固定剂量给药对比按千克体重方式给药，以及单次给药对比多次分割剂量给药。虚拟临床试验分析指出，在较轻体重患者中，特定的固定剂量给药方案与千克体重方式给药方案在群体层面的患者响应相近，然而在较重体重的患者中，则需要大幅增加固定剂量以维持与千克体重给药方案类似的群体获益。此外，单次给药对比多次分割剂量给药（如3天或7天内等分剂量或递增剂量）在总给药剂量一致的情况下，有望在群体层面实现相近的患者临床响应，并降低不良反应的发生（图5-5）。

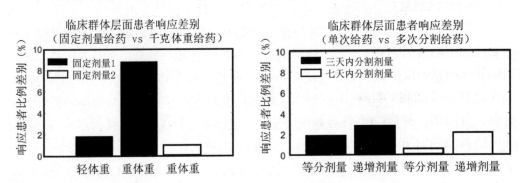

图5-5 基于QSP模型和虚拟临床试验分析不同CAR-T给药方案的可行性

通常，CAR–T细胞治疗产品由大量不同亚型的CAR+ T细胞组成，而其中不同亚型细胞的占比和丰度可能对临床治疗效果具有潜在影响。因此，研究团队在虚拟患者群体中测试了各种不同的CAR–T产品细胞亚型组成（包括不同CD4+/CD8+ T细胞的比例，以及CAR+Tn/Tcm/Tem/Teff细胞各自在不同丰度下的大量组合场景），并定量预测了不同亚型配比对应的潜在临床群体疗效。模拟分析结果提示，在实体瘤治疗中，输注CAR–T产品中特定细胞亚型的占比可能会显著影响其整体临床疗效（如CAR+CD8+Tem的丰度越高，潜在群体临床疗效越好）。上述分析可为CAR–T产品的制备策略和组分优化提供新的研究方向（图5-6）。

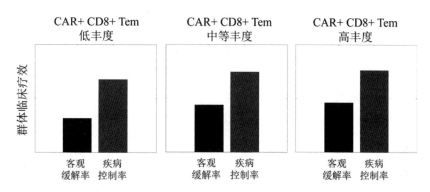

图5-6　基于QSP模型和虚拟临床试验分析CAR–T产品组分对疗效的潜在影响

总体而言，基于机制QSP理念所构建的实体瘤CAR–T治疗转化模型可以有效整合多尺度实验数据和信息，有望为CAR–T临床剂量选择、临床疗效预测、给药方案优化、最优产品制备方案等研发难点问题提供先进的前瞻性模拟平台和临床决策指导。

2.2　T细胞受体工程化T细胞

T细胞受体工程化T细胞（TCR–T）疗法是另一种新兴的免疫细胞疗法，它采用基因工程的方法将可特异性结合靶抗原的T细胞受体（T cell receptor，TCR）序列转入到患者T细胞内，进而允许T细胞表达特定TCR以识别MHC呈递的肿瘤抗原并进行杀伤。尽管TCR–T疗法已经在一些实体瘤临床试验中取得了一定疗效，然而理解并预测这些T细胞在患者体内的输注后动态行为仍然面临挑战，考虑到TCR–T细胞在体内的分布、扩增和持久性会受到多种生理病理因素影响[17, 18]。为了更好地描述和预测TCR–T细胞的体内动力学特性，Joslyn等人构建了TCR–T治疗实体肿瘤的QSP模型，机制性考察了内源性T细胞以及多种具有干性和记忆表型的工程化TCR–T细胞亚群在输注后的扩增、分化和凋亡过程，并涵盖了这些细胞在血液、淋巴结、肿瘤部位及其他外周组织中的转运和浸润[19]。研究人员运用了文献中已发表的TCR–T患者治疗数据，并基于模型生成了与患者数据相匹配的数字孪生体，使得这些数字孪生体能够定量重现TCR–T细胞在临床试验中所观测到的患者体内细胞动力学行为。通过高通量分析数字孪生体内各参数的影响，研究发现干细胞样记忆T细胞（Tscm）在TCR-T输注产品中的占比是细胞体内扩增和持久性的重要决定因素。进一步，研究人员通过模型对TCR-T细胞的输注剂量和产品组成进行了广泛模拟，发现使用Tscm富集而非Tem富集的细胞组成有望显著提升TCR-T细胞的体内扩增。该QSP模型为理解TCR-T细胞在体内的动态分布起效过程和指导相关临床方案设计提供了重要新思路和模型技术手段。

2.3 间充质干细胞

间充质干细胞（mesenchymal stem cell，MSC）也称间充质基质细胞，最早于骨髓中被发现并被证实具有强大的增殖分化能力。此后，科学家们在不同的人体组织中均发现了间充质干细胞，包括脂肪组织、脐带、脐血、胎盘、牙髓等[20]。近几十年来，全球围绕MSC作为治疗性药物开展了大量临床前研究和临床试验，以评估MSC治疗多种人类疾病的安全性和有效性。总体而言，MSC治疗的体内安全性较好，但绝大多数MSC临床试验的有效性结果尚不明确。除了增殖分化能力外，MSC最近也被发现具有强大的免疫调节作用以及趋向迁移到炎症组织的能力，因此更多近期研究探索了MSC在调节免疫应答和治疗多种自体免疫疾病及炎症性疾病方面的潜在临床价值，如系统性红斑狼疮、狼疮肾炎、炎症性肠病、膝骨关节炎、特发性肺纤维化等[21, 22]。然而，考虑到MSC体内分布和其对疾病调控机制的复杂性，如何前瞻性设计MSC在临床试验中的给药剂量、给药时间/周期、输注途径、适合人群、产品质控标准等，将对MSC在免疫炎症类疾病中的临床疗效起到显著影响，而QSP建模则有望为以上MSC药物研发核心问题提供新的转化研究解决方案。

研究表明，经静脉注射后，大部分MSC会在短时间内被困留在肺中，其中一部分会发生凋亡，而被困留的MSC会在一段时间后逐渐重新进入血液循环并分布到其他器官[23, 24]。这表明在体内只有部分 MSC 能够存活并成功迁移至靶器官中发挥其药理作用。因此，MSC治疗的成功率与MSC的体内靶向迁移能力密切相关，而这又取决于MSC在肺等器官中的滞留与循环和MSC与靶器官组织内各种细胞因子间的相互作用。基于这一原因，定量表征MSC在输注后的体内动态分布行为对于探索和预测MSC体内存续以及对靶器官疾病的治疗效果等临床研究关键点均具有重要意义。

目前，领域内鲜有MSC治疗人类疾病的转化建模研究。笔者团队首次针对MSC治疗狼疮肾炎（lupus nephritis，LN）进行了QSP模型开发和模型引导的转化研究，旨在揭示MSC治疗狼疮肾炎的体内机制并前瞻性预测其临床疗效，从而指导相关MSC新药的临床研发设计。

基于狼疮肾炎发生发展过程中的多尺度生理病理机制，笔者团队开发的QSP疾病模型系统性地考察了淋巴结、肾脏中的复杂炎症免疫事件（囊括多种T细胞亚群、B细胞、浆细胞、巨噬细胞等细胞种类和一系列细胞因子/趋化因子）以及外周血中的大量疾病进展标志物。通过整合已发表的多模态临床前和临床数据，基于该QSP模型的机制框架成功构建了标准的狼疮肾炎虚拟患者，使得其各项疾病相关基线指标均能与临床数据达到一致。在此基础上，添加了狼疮肾炎现有标准疗法（包括免疫抑制剂、激素等）的体内药代动力学模块以及MSC体内动态分布的PBPK模块，并使用了大量实验数据进行优化和验证。研究人员基于整合后QSP模型所预测出的不同药物治疗方案下的患者临床响应与实际临床试验数据可达到高度定量吻合，进一步支撑了模型的转化预测能力。同时，研究人员基于QSP模型生成狼疮肾炎的虚拟患者群体并阐明了疾病异质性对不同治疗方案下临床响应的影响，预测了临床层面的最佳MSC给药方案。进一步，模型分析筛选出了一组可潜在实现患者群体分层的生物标志物，为MSC治疗狼疮肾炎提出了新的研究方向（图5-7）。

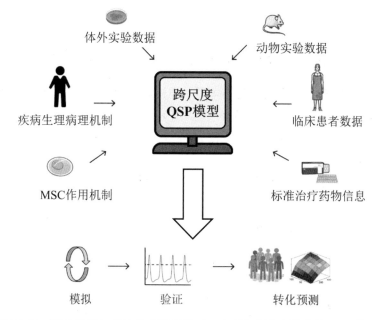

图5-7 基于疾病与药物作用机制构建MSC治疗狼疮肾炎的QSP模型

为了考察MSC在体内的非线性分布以及多种调控因素的影响，笔者团队在Wang等人已发表的MSC的生物分布动力学模型上进行了拓展[25]。如图5-8所示（以小鼠数据为例），新构建的PBPK模块可以有效表征MSC的体内器官分布动力学过程，且该模型的准确性得到了多个外部数据集（包括来源于不同种属的体内分布数据）的验证，证明该PBPK模块具有潜在的跨种属外推预测能力。

结合临床实际用药方案，整合后的QSP模型可准确预测药物治疗下狼疮肾炎患者的一系列关键临床指标变化，包括24小时尿蛋白、血清肌酐、尿蛋白与肌酐比值（urine protein/creatinine ratio，UPCR）、补体、多个抗体和细胞因子的水平等。图5-9展示了在模型构建的标准狼疮肾炎虚拟患者中，所预测出的免疫抑制剂联合激素治疗后的患者指标响应与临床观察值可达高度一致。研究人员基于整合QSP模型以及大量患者基线数据，成功生成具有代表性的狼疮肾炎虚拟患者群体，并使用实际临床数据验证了该虚拟群体的转化预测能力。虚拟临床试验分析显示，该虚拟

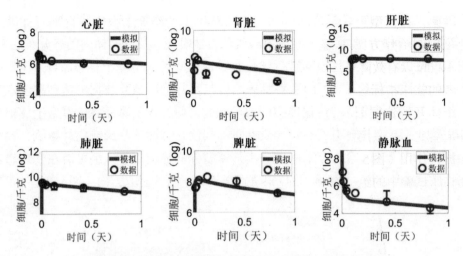

图5-8 小鼠体内静脉注射MSC后的器官分布动力学

群体在执行真实临床试验所用给药方案下的群体层面疗效与临床试验所实际观测到的群体肾脏响应数据达到高度一致（图5-10），提示该虚拟患者群体与真实患者群体在疾病指标范围和疾病治疗响应维度均具有定量可比性。

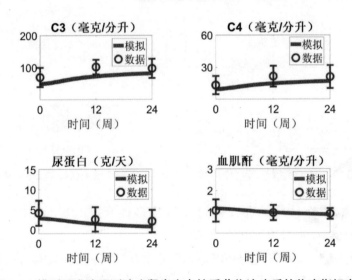

图5-9 模型可准确预测狼疮肾炎患者接受药物治疗后的临床指标变化

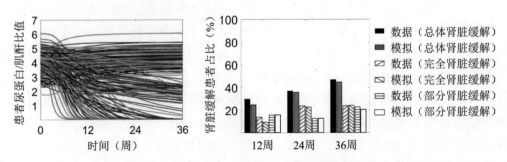

图5-10 模型衍生的狼疮肾炎虚拟患者群体可准确重现真实患者的临床响应分布

因此，在模型可靠性经过大量数据验证的基础上，笔者团队预测了MSC和标准免疫抑制治疗方案在不同组合情景下的潜在临床疗效。模型分析显示，MSC的使用不仅可以有效降低标准免疫抑制类药物的使用剂量，还可以更早地实现狼疮肾炎患者的临床指标缓解（图5–11）。关于MSC输注次数和输注间隔对治疗效果的影响，个体及群体层面的模型分析均显示与输注一次MSC相比，两次输注MSC（间隔一定周期）并联用标准免疫抑制剂疗法在患者长期临床终点改善方面可以起到显著的提升作用（图5–12）。以上模型分析有效支持了相关MSC产品在关键狼疮肾炎Ⅱ期临床试验中的给药方案设计。

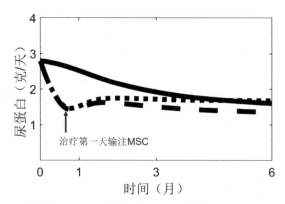

图5–11　MSC对比标准治疗方案的疗效预测

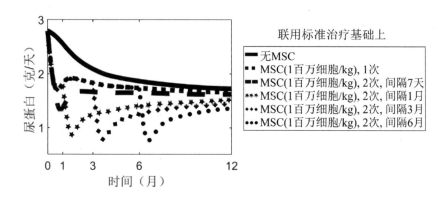

图5–12　基于QSP模型预测不同MSC给药方案对临床患者肾脏缓解的影响

为了研究MSC治疗狼疮肾炎中的潜在疗效相关预测性生物标志物，笔者团队比较了虚拟患者群体中对MSC疗法有较好响应亚组和较差响应亚组之间的各生物标志物数值分布情况。根据各生物标志物的不同取值范围（高 vs 低），将虚拟患者群体再次划分为不同亚组并计算了每个亚组的总体肾脏缓解率。亚组分析结果显示，单一生物标志物的分层效果有限，而如果按照CXCL10与UPCR这一生物标志物组合进行患者分层，则可更大程度实现MSC治疗组的疗效提升（图5-13）。该新发现进一步得到了狼疮肾炎的临床前体内数据支撑，有望为MSC治疗狼疮肾炎的临床研究提供新的预测性生物标志物。

总体而言，该QSP建模工作是MSC治疗自体免疫疾病领域中首次由模型引导的临床转化研究，并已在实际MSC产品的临床试验设计中发挥了重要指导作用，其在未来有望为更多MSC产品治疗复杂免疫类疾病提供新的临床模拟平台和决策支撑。

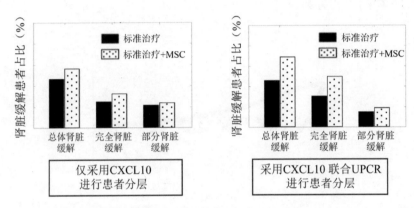

图5-13　QSP模型预测的生物标志物组合有望实现患者分层并提升MSC疗效

2.4　树突细胞

树突细胞（dendritic cell，DC）是人体内的一类专职抗原呈递细胞，是先天性免疫和适应性免疫之间的关键调控纽带，其在促进人体内免疫防御和维持免疫耐受方面发挥着重要作用[26]。既往已有大量研究证明了利用DC细胞的抗原呈递功能可有效引起针对肿瘤细胞的杀伤性免疫反应，因而DC细胞疫苗的概念早已成为抗肿瘤研究的一大热点[27]。DC细胞疫苗利用患者自身的DC细胞，通过体外制备和培养加载肿瘤相关或特异性抗原，从而使得DC细胞回输后能够激发人体内针对肿瘤的特异性免疫反应，进而杀伤肿瘤[28]。DC细胞疫苗中最成功的产品是Sipuleucel-T（Provenge®）：其在IMPACT研究中显著提高了转移性去势抵抗性前列腺癌患者的总体生存期，成为了第一个和目前唯一经美国FDA批准的基于DC细胞的实体瘤治疗性疫苗[29]。

在这一方面，Coletti等人针对晚期前列腺癌的治疗曾开发了一个QSP模型，并通过模拟不同临床治疗场景和定量评估虚拟患者中的疗效，以期为不同患者分析最佳治疗方案[30]。该模型结合了前列腺和淋巴组织的特征，包括雄激素依赖与非依赖的前列腺癌细胞，以及DC细胞、杀伤T细胞、调节T细胞、髓系源性抑制细胞、自然杀伤（natural killer，NK）细胞和IL-2等免疫系统关键组成元素，并围绕免疫系统和肿瘤微环境相互作用的系列机制，探讨了IL-2、抗调节T细胞、

DC疫苗、输注NK细胞、免疫检查点阻断、抗髓系源性抑制细胞和雄激素剥夺等多种方法在前列腺癌治疗中的最优组合和剂量。模型研究结果显示,在单药治疗方面,雄激素去势疗法效果显著,而DC疫苗效果有限。在联合治疗方面,雄激素剥夺与免疫检查点阻断组合效果最佳。值得一提的是,研究人员发现DC疫苗对肿瘤的抑制作用在很大程度上依赖于联合治疗中的其他药物,如在雄激素剥夺疗法耐药的患者中,DC疫苗联合免疫检查点阻断有望展现出较好的抗肿瘤疗效。总体而言,该研究提出的QSP模型为前列腺癌患者的精准药物研发提供了新的计算筛选框架。

3 挑战与展望

如前所述,相比于传统实验或建模方法,QSP模型在描述细胞治疗产品体内命运和动态药效方面具有独特优势,然而鉴于细胞类产品的复杂性,在进行QSP建模时研究人员仍需重点考虑一系列技术问题。

第一是模型对于细胞进入组织能力的预测。目前细胞治疗类产品临床试验所能获取的体内浓度数据主要来源于患者外周血,极少有来自靶组织的数据。然而,除了血液系统疾病外,通常认为细胞需要到达靶组织才能发挥具体药理作用,如杀伤或免疫调节等。因此如何在QSP模型中机制性描述细胞在患者体内的定量分布,尤其是靶组织的潜在分布,是研究者需要关注的重要问题。在临床前动物数据相对充足的基础上,采取基于PBPK模型的外推方法是一种合理的思路,可用于推测人体内的细胞分布和组织浸润,该思路已在部分CAR-T模型和开展的MSC模型研究中有所体现。

第二是模型对于细胞治疗产品复杂作用机制考察的全面性。细胞治疗产品不同于经典大小分子药物,其组分和机制通常较为复杂多样,如CAR-T细胞治疗产品具有多种成分(即不同表型的CAR-T细胞,且其之间存在相互转化和调控的关系),MSC产品具有多重免疫调控机制等。此外,部分细胞治疗需要额外的药物预处理(如患者接受CAR-T治疗前通常需要服用特定药物以进行淋巴细胞清除预处理),以及临床试验中部分细胞治疗产品可能涉及到多次给药,而潜在免疫原性(尤其针对异体来源的通用型CAR-T类产品)可能导致在二次注射后的细胞快速耗竭和清除从而降低临床疗效。因此,针对细胞治疗产品的具体研发问题(如临床给药方案设计、细胞产品组分优化等),在QSP建模时如何平衡模型复杂度、主要研究目标与可用数据量之间的关联,也是研究人员需要前置考虑的问题。

总而言之,细胞治疗产品不同于传统单一组分的化学药和生物药,其进入人体后的分布和起效过程相对复杂且可被众多因素交互影响,因此基于机制的QSP建模方法尤其适用于前瞻性分析指导细胞治疗产品的临床研发决策,其典型应用场景将包括探索细胞治疗产品及其不同亚群和分泌的各类因子与疾病的相互作用以指导临床给药方案设计，描述细胞产品及其不同亚群的激活和治疗起效规律以优化产品组分，表征细胞分布和关键细胞因子的动力学特征以分析潜在的不良反应等。

≫ 参考文献

1. Bashor CJ, Hilton IB, Bandukwala H, et al. Engineering the next generation of cell-based therapeutics[J]. Nat Rev Drug Discov, 2022, 21(9):655-675.

2. Awasthi R, Maier HJ, Zhang J, et al. Kymriah(R) (tisagenlecleucel) – An overview of the clinical development journey of the first approved CAR-T therapy[J]. Hum Vaccin Immunother, 2023, 19(1):2210046.

3. Sharma P, Kasamon YL, Lin X, et al. FDA Approval Summary: Axicabtagene Ciloleucel for Second-Line Treatment of Large B-Cell Lymphoma[J]. Clin Cancer Res, 2023, 29(21):4331-4337.

4. Pellegrini G, Ardigo D, Milazzo G, et al. Navigating Market Authorization: The Path Holoclar Took to Become the First Stem Cell Product Approved in the European Union[J]. Stem Cells Transl Med, 2018, 7(1):146-154.

5. Scott LJ. Darvadstrocel: A Review in Treatment-Refractory Complex Perianal Fistulas in Crohn's Disease[J]. BioDrugs, 2018, 32(6):627-634.

6. Wang V, Gauthier M, Decot V, et al. Systematic Review on CAR-T Cell Clinical Trials Up to 2022: Academic Center Input[J]. Cancers (Basel), 2023, 15(4):1003.

7. Raje N, Berdeja J, Lin Y, et al. Anti-BCMA CAR T-Cell Therapy bb2121 in Relapsed or Refractory Multiple Myeloma[J]. N Engl J Med, 2019, 380(18):1726-1737.

8. Neelapu SS, Locke FL, Bartlett NL, et al. Axicabtagene Ciloleucel CAR T-Cell Therapy in Refractory Large B-Cell Lymphoma[J]. N Engl J Med, 2017, 377(26):2531-2544.

9. Qi C, Xie T, Zhou J, et al. CT041 CAR T cell therapy for Claudin18.2-positive metastatic pancreatic cancer[J]. J Hematol Oncol, 2023, 16(1):102.

10. Feng K, Liu Y, Guo Y, et al. Phase I study of chimeric antigen receptor modified T cells in treating HER2-positive advanced biliary tract cancers and pancreatic cancers[J]. Protein Cell, 2018, 9(10):838-847.

11. Singh AP, Chen W, Zheng X, et al. Bench-to-bedside translation of chimeric antigen receptor (CAR) T cells using a multiscale systems pharmacokinetic-pharmacodynamic model: A case study with anti-BCMA CAR-T[J]. CPT Pharmacometrics Syst Pharmacol, 2021, 10(4):362-376.

12. Salem AM, Mugundu GM, Singh AP. Development of a multiscale mechanistic modeling framework integrating differential cellular kinetics of CAR T-cell subsets and immunophenotypes in cancer patients[J]. CPT Pharmacometrics Syst Pharmacol, 2023, 12(9):1285-1304.

13. Mueller-Schoell A, Puebla-Osorio N, Michelet R, et al. Early Survival Prediction Framework in CD19-Specific CAR-T Cell Immunotherapy Using a Quantitative Systems Pharmacology Model[J]. Cancers (Basel), 2021, 13(11).

14. Derippe T, Fouliard S, Marchiq I, et al. Mechanistic Modeling of the Interplay Between Host Immune System, IL-7 and UCART19 Allogeneic CAR-T Cells in Adult B-cell Acute Lymphoblastic Leukemia[J]. Cancer Res Commun, 2022, 2(11):1532-1544.

15. Tsai CH, Singh AP, Xia CQ, et al. Development of minimal physiologically-based pharmacokinetic-pharmacodynamic models for characterizing cellular kinetics of CAR T cells following local deliveries in mice[J]. J Pharmacokinet Pharmacodyn, 2022, 49(5):525-538.

16. Singh AP, Zheng X, Lin-Schmidt X, et al. Development of a quantitative relationship between CAR-affinity, antigen abundance, tumor cell depletion and CAR-T cell expansion using a multiscale systems PK-PD model[J]. MAbs, 2020, 12(1):1688616.

17. Kim SP, Vale NR, Zacharakis N, et al. Adoptive Cellular Therapy with Autologous Tumor-Infiltrating Lymphocytes and T-cell Receptor-Engineered T Cells Targeting Common p53 Neoantigens in Human Solid Tumors[J]. Cancer Immunol Res, 2022, 10(8):932-946.

18. Foy SP, Jacoby K, Bota DA, et al. Non-viral precision T cell receptor replacement for personalized cell therapy[J]. Nature, 2023, 615(7953):687-696.

19. Joslyn LR, Huang W, Miles D, et al. "Digital twins elucidate critical role of T(scm) in clinical persistence of TCR-engineered cell therapy" [J]. NPJ Syst Biol Appl, 2024, 10(1):11.

20. Hoang DM, Pham PT, Bach TQ, et al. Stem cell-based therapy for human diseases[J]. Signal Transduct Target Ther, 2022, 7(1):272.

21. Naji A, Eitoku M, Favier B, et al. Biological functions of mesenchymal stem cells and clinical implications[J]. Cell Mol Life Sci, 2019, 76(17):3323-3348.

22. Pittenger MF, Discher DE, Peault BM, et al. Mesenchymal stem cell perspective: cell biology to clinical progress[J]. NPJ Regen Med, 2019, 4:22.

23. Bagi Z, Kaley G. Where have all the stem cells gone?[J]. Circ Res, 2009, 104(3):280-281.

24. Lee RH, Pulin AA, Seo MJ, et al. Intravenous hMSCs improve myocardial infarction in mice because cells embolized in lung are activated to secrete the anti-inflammatory protein TSG-6[J]. Cell Stem Cell, 2009, 5(1):54-63.

25. Wang H, Liang X, Xu ZP, et al. A physiologically based kinetic model for elucidating the in vivo distribution of administered mesenchymal stem cells[J]. Sci Rep, 2016, 6:22293.

26. Liu J, Zhang X, Cheng Y, et al. Dendritic cell migration in inflammation and immunity[J]. Cell Mol Immunol, 2021, 18(11):2461-2471.

27. Wculek SK, Cueto FJ, Mujal AM, et al. Dendritic cells in cancer immunology and immunotherapy[J]. Nat Rev Immunol, 2020, 20(1):7-24.

28. Laureano RS, Sprooten J, Vanmeerbeerk I, et al. Trial watch: Dendritic cell (DC)-based immunotherapy for cancer[J]. Oncoimmunology, 2022, 11(1):2096363.

29. Kantoff PW, Higano CS, Shore ND, et al. Sipuleucel-T immunotherapy for castration-resistant prostate cancer[J]. N Engl J Med, 2010, 363(5):411-422.

30. Coletti R, Leonardelli L, Parolo S, et al. A QSP model of prostate cancer immunotherapy to identify effective combination therapies[J]. Sci Rep, 2020, 10(1):9063.

第六章

定量系统药理学模型在抗感染性疾病药物研发中的应用

丁俊杰[1]，张　菁[2]

1　牛津大学热带医学和全球健康研究所；2　复旦大学附属华山医院

感染性疾病主要是由病原微生物（细菌、病毒、真菌、支原体、衣原体和寄生虫等）入侵人体导致的疾病，其中具传染性并可导致不同程度流行的疾病通常被称为传染病。中国人口基数大，感染性疾病患者人数多，疾病负担较重。近期的一项研究显示，中国在2019年由于感染造成的相关死亡人数占全部死亡人群的12%[1]。抗感染治疗的主要目标是杀灭入侵体内的病原微生物，并进行相应的对症支持治疗。对于某些感染性疾病（如结核、多重耐药菌感染、病毒感染等）的临床未满足需求依然较大，临床需要开发新的药物治疗患者，降低疾病负担。

1　抗感染性疾病药物的研发策略

抗感染性疾病药物的开发基本遵循目前常规的药物临床开发流程，需开展Ⅰ、Ⅱ和Ⅲ期临床试验，获得药物有效性和安全性的充分证据用于监管审评。模型引导的药物研发（model-informed drug development，MIDD）方法可被应用于抗感染药物临床开发的各个阶段，可以显著提高研发效率，降低研发风险[2]。需要特别关注的是，基于种属间病原体杀灭作用类似的假设，抗感染药物开发可以充分地利用临床前–临床的转化药动学/药效学（pharmacokinetics/pharmacodynamics，PK/PD）建模思路，即描述临床前体外杀灭病原微生物活性以及动物药动学/药效学研究，了解抗感染药物杀灭病原微生物和防止耐药性产生的经时过程，并外推人体PK和预测PD效应，预测并优化临床的有效剂量，其基本流程参见图6-1。总体而言，该常规过程基本适用于细菌、病毒、真菌和寄生虫的药物开发[3]。

基于模型的临床前–临床转化通常需要考虑宿主动物、病原体接种量、宿主免疫反应、感染部位、病原学终点、病原株对抗感染药耐药机制等多个方面。目前，上述常规PK/PD转化方法已被应用于多种感染性疾病药物的临床开发，如结核病[4-6]、细菌感染[7]，疟疾[8]和人类免疫缺陷病毒（human immunodeficiency virus，HIV）[9,10]等。然而，该方法的局限性在于缺乏对体内宿主免疫反应的系统性考虑和描述，如结核分枝杆菌等慢性感染或自限性病毒（呼吸道合胞体、登革热等）感染动物模型的宿主免疫反应和人体免疫反应均存在一定差别，使得完全桥接动物模型的结果对人类患者而言可能是不准确的。此外，人体感染导致的炎症因子释放、临床结局等临床关注的指标在动物模型中难以外推或难以获得。上述原因也导致常规的临床前-临床转化PK/PD模型在预测临床有效剂量、最佳给药时机或患者临床结局方面会存在不确定性，进而影响抗感染药物研发决策的成功率。

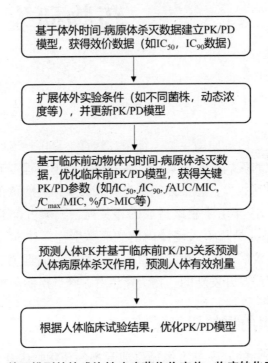

图6-1　基于模型的抗感染性疾病药物临床前-临床转化开发步骤

注：图片修改自 Rayner et al., Clin Pharmacol Ther, 2021, 109（4）：856-866；IC_{50}：达到最大抑制作用50%时的浓度，IC_{90}：达到最大抑制作用90%时的浓度，fIC_{50}：达到最大抑制作用50%时的游离浓度，$fAUC/MIC$：游离药时曲线下面积/最小抑菌浓度，fC_{max}/MIC：游离最大浓度/最小抑菌浓度，$\%fT/MIC$：游离浓度高于最小抑菌浓度时间的百分比

2　定量系统药理学模型与抗感染性疾病药物开发

定量系统药理学（QSP）模型整合了系统生物学（基于机制"自下而上"方法）和PK模型化方法（"自上而下"方法或"自下而上"方法）。相较于传统的群体PK/PD或生理药动学/药效学方法（PBPK/PD），基于机制的QSP模型考察了疾病状态下体内复杂的生理病理变化过程，并可纳入病原体感染导致的免疫系统活化、细胞因子释放和临床结局指标等变化。因此，在抗感染性疾病药物开发中，QSP模型可以填补常规临床前-临床转化模型的不足，其已得到业界的广泛关注和应用，并已有多个QSP模型的应用案例成功引导和加速了相应抗感染药物的临床开发。

本文描述的定量系统药理学模型主要包含系统生理或病理学模型（反映病原体感染后机体生理病理的变化，包含但不限于宿主免疫反应、细胞因子和疾病临床表现等），含或不含药动学模块均可。笔者以 Quantitative systems pharmacology 为关键词检索了 PubMed 数据库（建库至 2024 年 4 月 30 日），共获得 349 篇文献。阅读摘要并排除了不相关文献，以及 QSP 用于早期研发化合物筛选的文献[11-13]或疫苗开发文献[14]；阅读全文，Liu 等人报道了肺孢子菌感染 QSP 模型[15]，但实际上仅包含经验性的肺孢子菌生长模型，不符合本文 QSP 模型的定义，予以排除。此外，通过文献回溯获得 2 篇，共计获得 15 篇 QSP 模型在感染性疾病研究应用的文献，其中病毒感染 10 篇（包含新冠病毒 5 篇——共报道 3 个 QSP 模型，乙肝病毒 1 篇，HIV 病毒 2 篇，登革热病毒 1 篇，流感病毒 1 篇）以及结核病 5 篇。纳入文献的概述见表 6-1。本章将按照感染性疾病 QSP 模型的主要结构和应用场景分类进行阐述。

表 6-1　本章所纳入的抗感染治疗领域 QSP 模型的基本概况

研究作者 （发表年份）	描述的病原体	药物代谢动力学模块信息	模型校正/验证所用数据	模型应用
Claas AM（2024）	新冠病毒	血浆和肺 PK 模型	临床病毒载量	化合物筛选和预测早期临床剂量
Rao R（2023），Singh RS（2022），Dai W（2021）	新冠病毒	血浆 PK 模型	临床病毒载量、炎症细胞因子水平和疾病严重程度	优化药物后期临床剂量
Samieegohar M（2022）	新冠病毒	血浆和细胞内 PK 模型	临床病毒滴度、关键免疫细胞因子、抗体反应和淋巴细胞减少的时间进程	预测早期临床剂量
Ding JJ（2024）	登革热病毒	血浆 PK 模型	临床病毒载量、中和抗体数据	优化后期临床药物剂量
Asín-Prieto E（2021）	乙肝病毒	无	临床乙肝病毒 DNA，HBsAg，α-干扰素，NK 细胞、ALT 等	描述疾病自然进程
Montaseri G（2018）	流感病毒 A	血浆 PK 模型	无	预测药物疗效
Sanche S（2017）	HIV	血浆 PK 模型	无	预测药物疗效
Duwal S（2016）	HIV	血浆和细胞内 PK 模型	临床病毒载量	预测药物疗效
Mehta K（2022）	结核分枝杆菌	最小 PBPK 肺模型	小鼠结核病模型细菌载量	新治疗方法探索
Joslyn LR（2022）	结核分枝杆菌	无	非人灵长类结核病模型数据	描述疾病自然进程
Wessler T（2020）	结核分枝杆菌	无	非人灵长类结核病模型数据	描述疾病自然进程
Pienaar E（2017）	结核分枝杆菌	血浆和组织 PK 模型	小鼠巨噬细胞培养数据和非人灵长类结核病模型数据	比较药物疗效
Cilfone NA（2015）	结核分枝杆菌	血浆和细胞内 PK 模型	非人灵长类结核病模型数据	新剂型探索

3 QSP模型的结构和参数化

3.1 QSP模型的总体结构

在抗感染药物治疗领域纳入的QSP文献中，其系统生物学部分（生理病理）的复杂程度和组成不一，其结构的复杂程度主要取决于所研究的病原体和建模的目的。鉴于宿主免疫在病原体感染中发挥的重要作用，目前报道的QSP模型在结构方面存在一定共性，即均包含一个病原体模块用来描述病原体的感染和生长动力学，以及一个描述宿主免疫反应的模块。宿主免疫反应可进一步根据病原体特点，划分为先天性免疫、获得性免疫（细胞免疫和体液免疫）和调节性免疫，不同QSP模型中可纳入数个或数十个相关的细胞类型、免疫因子和炎症因子等。

3.2 QSP模型的系统生物学部分

3.2.1 病毒感染动力学

病毒动力学过程是这一类QSP模型的必要组成部分。病毒载量随时间变化的过程通常以经典的靶细胞限制病毒动力学模型（图6-2）表示，包括靶细胞、感染细胞和病毒，以不同的速率常数连接[16]，详细微分方程如公式6-1至6-6所示。靶细胞以速率s生成和速率d自然死亡，病毒以速率β感染靶细胞并使其成为感染细胞I_1；感染细胞经过一段时间成为产生病毒细胞，其滞后时间过程一般以数个转移室表示（本示意图包含了2个转移室）；产生病毒细胞以病毒复制速率p产生新的病毒，新的病毒继续感染靶细胞，周而复始。对于急性病毒感染（如流感病毒、新冠病毒等），靶细胞生成速率s通常远小于感染速率β，因此靶细胞可在感染后数日内耗竭。

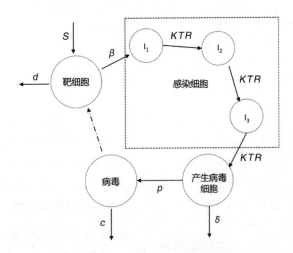

图6-2 经典病毒动力学模型示意图

注：s：靶细胞生成速率常数，d：靶细胞死亡速率常数，β：病毒感染速率常数，δ：感染细胞死亡速率常数；

p：病毒复制速率常数，c：病毒清除速率常数，KTR：转移速率常数

考虑到急性（或慢性）病毒感染均可活化宿主免疫反应（先天性免疫、获得性免疫等）并释放相关的细胞因子，使得宿主免疫与病毒的清除、炎症因子风暴以及疾病严重程度密切相关，因此大部分病毒感染 QSP 模型会包含宿主免疫系统的模块，并与病毒动力学模块以不同信号作用机制相连接，力求更为准确地预测病毒动力学以及所导致的临床疾病严重程度随时间的变化。下文将对文献中描述不同病毒感染的 QSP 模型进行介绍。

$$\frac{\mathrm{d}T}{\mathrm{d}t} = -\beta TV \qquad\qquad\qquad 式 6\text{-}1$$

$$\frac{\mathrm{d}I_1}{\mathrm{d}t} = \beta TV - k_{\mathrm{tr1}}I_1 \qquad\qquad\qquad 式 6\text{-}2$$

$$\frac{\mathrm{d}I_2}{\mathrm{d}t} = k_{\mathrm{tr1}}I_1 - k_{\mathrm{tr1}}I_2 \qquad\qquad\qquad 式 6\text{-}3$$

$$\frac{\mathrm{d}I_n}{\mathrm{d}t} = k_{\mathrm{tr1}}I_{n-1} - k_{\mathrm{tr1}}I_n \qquad\qquad\qquad 式 6\text{-}4$$

$$\frac{\mathrm{d}P}{\mathrm{d}t} = k_{\mathrm{tr1}}I_n - \delta P \qquad\qquad\qquad 式 6\text{-}5$$

$$\frac{\mathrm{d}V}{\mathrm{d}t} = pP - cV \qquad\qquad\qquad 式 6\text{-}6$$

式中 T 为靶细胞，I_1、I_2 和 I_n 为病毒感染细胞，P 为产生病毒细胞，V 为病毒，式中的速率常数参见图 6-2。

3.2.1.1 新冠病毒感染的 QSP 模型

诺华公司的 Claas 等人曾开发了一个模拟新冠病毒感染的 QSP 模型，包括了经典病毒动力学模块和免疫反应模块，其中免疫模块包括两个主要途径，机体释放抑制病毒复制的细胞因子和机体招募免疫杀伤细胞促进感染细胞清除[17]。其中，细胞因子释放由感染细胞驱动，而免疫细胞募集由细胞因子释放驱动。因此，该模型在经典病毒动力学模块的基础上增加了 2 个变量，即细胞因子和免疫细胞。

辉瑞公司开发的新冠病毒感染 QSP 模型则更为复杂，包括 5 个模块，如图 6-3 所示[18-20]。模块 1 为病毒动力学过程。模块 2 为组织损伤模型，包括多种促炎细胞因子和肺树突状细胞（pulmonary dendritic cell，pDC）活化所介导的肺泡细胞损伤。模块 3 为促炎信号模型，包括先天性免疫系统的激活和响应，涉及肺树突状细胞、M1 巨噬细胞和中性粒细胞的活化。这些细胞可分泌炎症因子（如白介素、TNFα 和 IFNγ 等），促进感染细胞凋亡。该模块受病毒载量、感染细胞、组织损伤、促炎/抗炎因子等多个通路驱动。该模块也包括获得性免疫系统的活化，涉及细胞毒性淋巴细胞、Th17（T helper 17）细胞和 Th1（T helper 1）细胞，亦可分泌大量炎症因子。模块 4 为抗炎信号模块，主要为调节性 T 细胞的激活与 IL-10 和 TGFβ 的分泌，此处受促炎因子驱动。模块 5 为外周血中的临床生物标志物，包括表面活性蛋白 D、铁蛋白、C 反应蛋白、主要免疫细胞和细胞因子；此模块受促炎因子、抗炎因子和组织损伤共同驱动。以上5个模块根据病毒感染和免疫系统激活过程中的各种活化与抑制机制相互连接。

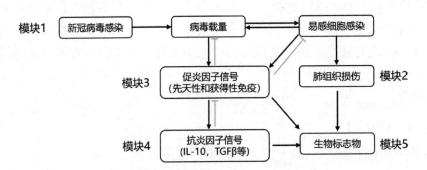

图6-3　新冠病毒QSP模型的简化结构示意图

注：黑色和灰色箭头分别代表活化和抑制

免疫激活方面，该QSP模型认为游离的病毒颗粒和感染细胞都会激活宿主免疫反应的先天性部分，随后激活适应性部分。该模型具体描述了病毒和感染细胞诱导的肺泡驻留巨噬细胞、中性粒细胞和树突状细胞（DCs）的激活/成熟过程。模型中考虑的适应性免疫细胞群包括CD8+ 细胞毒性 T 细胞（cytotoxic T lymphocytes，CTLs）CD4+Th1、Th17及调节性T细胞。在模型中，CD8+CTLs在清除感染细胞中起关键作用，而CD4+Th1和Th17细胞通过与DCs、巨噬细胞和中性粒细胞共同互作和分泌促炎性细胞因子，可有效维持高炎症反应的组织环境，从而持续增强和激活CTLs，加强感染细胞清除。模型假设CD4+调节性T细胞是免疫反应的主要负向调控者，通过分泌抗炎细胞因子（如IL-10和TGF-β）发挥作用。以CD8+CTL细胞为例，其微分方程如式6-7所示。

$$\frac{\mathrm{d}CTL}{\mathrm{dt}} = \alpha_{\mathrm{CTL}}DC\left[1 + a_{\mathrm{IFN\beta}}\right]\left[1 + a_{\mathrm{IL12}} + a_{\mathrm{IFN\gamma}}\right]\left[a_{\mathrm{IL10/TGF\beta}}\right] - \beta_{\mathrm{CTL}}CTL - k_{\mathrm{tr[CTL]}}CTL \quad \text{式6-7}$$

其中，CTL是肺泡CD8+CTLs数量，其单位体积数量可由公式6-8计算获得。

$$[CTL](cells / \mu L) = \frac{CTL}{alv\_vol} \quad \text{式6-8}$$

CD8+CTLs的生成由对病毒响应的成熟DC激活，并进一步受到IL-12、IL-2、IFN-γ和I型干扰素的诱导，同时受到IL-10和TGF-β浓度的抑制，该过程可以用类似的米氏动力学描述（式6-9~式6-12）。

$$a_{\mathrm{IFN\beta}} = \frac{k_{\mathrm{MHC[IFN\beta]}}\mathrm{IFN\beta}}{km_{\mathrm{MHC[IFN\beta]}} + \mathrm{IFN\beta}} \quad \text{式6-9}$$

$$a_{\mathrm{IL12}} = \left(\frac{k_{\mathrm{CTL[IL12]}}IL12}{km_{\mathrm{CTL[IL12]}} + IL12}\right)\left(1 + \frac{k_{\mathrm{CTL[IL2]}}IL2}{km_{\mathrm{CTL[IL2]}} + IL2}\right) \quad \text{式6-10}$$

$$a_{\mathrm{IFN\gamma}} = \left(\frac{k_{\mathrm{CTL[IFN\gamma]}} IFN\gamma}{km_{\mathrm{CTL[IFN\gamma]}} + IFN\gamma} \right) \left(1 + \frac{k_{\mathrm{CTL[IL6]}} IL6}{km_{\mathrm{CTL[IL6]}} + IL6} \right) \qquad 式6-11$$

$$a_{\mathrm{IL10/TGF\beta}} = \left(\frac{k_{\mathrm{CTL[IL10]}}}{km_{\mathrm{CTL[IL10]}} + IL10} \right) \left(1 + \frac{k_{\mathrm{CTL[TGF\beta]}}}{km_{\mathrm{CTL[TGF\beta]}} + TGF-\beta} \right) \qquad 式6-12$$

式中$k_{\mathrm{MHC[IFN\beta]}}$为Ⅰ型干扰素和主要组织相容性复合体1（major histocompatibility complex 1，MHC-Ⅰ）分子诱导的CTL激活速率常数；$km_{\mathrm{MHC[IFN\beta]}}$为Ⅰ型干扰素和MHC-I诱导的CTL激活的半数效应浓度；$k_{\mathrm{CTL[IL12]}}$、$k_{\mathrm{CTL[IL2]}}$、$k_{\mathrm{CTL[IL6]}}$和$k_{\mathrm{CTL[IFN\gamma]}}$分别为IL-12、IL-2、IL-6和IFN-$\gamma$诱导的CTL激活速率常数，对应的$km$分别为4项米氏方程中的半数激活效应浓度；$k_{\mathrm{CTL[IL10]}}$和$k_{\mathrm{CTL[TGF\beta]}}$分别为IL-10和TGF-$\beta$诱导的CTL抑制速率常数，对应的$km$分别为2项米氏方程中的半数抑制效应浓度。CTL的清除速率由非特异性死亡/失活速率（β）和跨区室转运速率（ktr）决定。该QSP模型可以较好地预测新冠病毒载量随时间变化的过程，以及多个大型药物临床试验[21-23]中观察到的病毒载量变化和细胞因子水平变化。

美国FDA的Samieegohar等人也曾开发过一个新冠病毒感染的QSP模型[24]。该模型包括病毒动力学、肺部免疫反应和淋巴结免疫反应三个模块，较辉瑞公司模型简化了部分抗炎细胞因子的体内作用，但进一步细化了肺部免疫模块。肺部免疫反应模块主要受游离病毒驱动，由IL-6（和疾病炎症程度高度相关）和IFN-α（抵抗病毒感染并促进感染细胞凋亡）主要控制。该模型还增加了淋巴免疫反应模块，受肺部免疫模块驱动。上述的两个免疫反应模块主要描述了抗原呈递细胞从肺部激活并迁移到淋巴结，初始T细胞的转化与激活（变为CD4+和CD8+T细胞），激活的CD8+T细胞从淋巴结迁移到肺部杀伤受感染的细胞，以及B细胞成熟以产生中和抗体等过程。

3.2.1.2 登革热病毒感染的QSP模型

笔者开发了一个登革热病毒感染的简化QSP模型，包括三个模块（图6-4），即病毒动力学模块，免疫系统模块（主要为体液免疫，登革热病毒特异性IgG，IgM），和生物标志物模块如非结构性蛋白1（nonstructural protein 1，NS1）水平及其特异性中和抗体。登革热病毒感染靶细胞，病毒在感染细胞内进行复制，感染同时可激活促炎因子信号，促进病毒消除；感染靶细胞同时分泌生物标志物NS1，该生物标志物水平与疾病严重程度相关，并激活获得性免疫，产生特异性中和抗体，促进NS1清除。

该模型以病毒感染为0时刻，以临床起病（发热）时间加上平均潜伏期6天回推。该模型可以较好地描述不同血清类型、不同感染类型（原发性感染和继发性感染）和不同年龄人群（成人和儿童）中登革热病毒感染后的病毒载量、特异性中和抗体、血清标志物随时间变化的过程[25]。

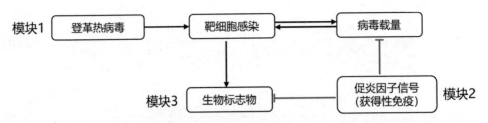

图6-4 登革热病毒感染QSP模型的简化结构示意图

注：黑色和灰色箭头分别代表活化和抑制

3.2.1.3　HIV 感染的 QSP 模型

Duwal等开发了一个描述HIV传播和感染的QSP模型[26]。该QSP模型的系统生理学部分包含了病毒复制模块（即经典病毒动力学），用于计算病毒暴露后的感染概率，以及暴露模块，描述了传播者体内的病毒载量、传播方式以及进入暴露者体内靶细胞的病毒数量。Sanche等也开发了一个描述HIV 感染的QSP模型[27]，其包含2个模块，其中病毒动力学模块考虑了新发突变导致细胞被感染以及病毒的潜伏与激活等过程；免疫反应模块相对简单，主要涉及CD4+T细胞。

3.2.1.4　乙肝病毒感染的 QSP 模型

Asín-Prieto等开发了急性乙肝病毒感染的QSP模型[28]，该模型描述了病毒与三个器官隔室（肝脏、血浆和淋巴结）中的先天性免疫、获得性免疫和调节性免疫之间的相互作用（图6-5）。乙肝病毒动力学模块在经典病毒动力学的基础上，还考虑了病毒可从肝脏分布到血浆中，以及被感染的肝细胞可以产生更多的病毒，也可以产生乙型肝炎表面抗原（hepatitis B surface antigen，HBsAg）。模型中所有肝细胞（健康和感染）都会按一定速率自然死亡，并产生肝细胞碎片，继而产生肝损伤生物标志物丙氨酸氨基转移酶（alanine transaminase，ALT）。

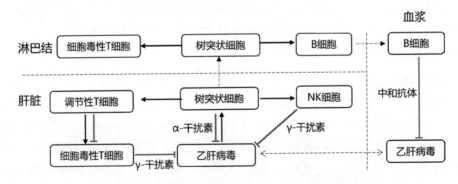

图6-5 乙肝病毒急性感染QSP模型结构示意图

注：黑色和灰色实线箭头分别代表活化和抑制，黑色虚线箭头代表迁移

模型中的先天免疫模块包括活化的肝树突状细胞（即浆细胞样树突状细胞）产生 α-干扰素，其可抑制病毒复制和促进NK细胞活化。获得性免疫模块包括CD8+T细胞的激活和招募过程，以及B细胞产生特异性抗体的过程。调节性免疫模块主

要包括浆细胞样树突状细胞激活肝脏调节性T细胞的生成等。该QSP模型可以定量描述患者体内乙肝病毒DNA，HBsAg，α-干扰素，NK细胞，抗乙肝表面抗原，CD8+T细胞和ALT随时间的变化过程。该模型没有对药物作用进行评估。

3.2.1.5 流感病毒感染的 QSP 模型

Montaseri等开发了A型流感病毒感染的QSP模型[29]，该模型包括2个模块——病毒动力学模块和免疫反应模块（细胞毒性T淋巴细胞）。文献中未报道该QSP模型对体内数据的预测效果。

3.2.2 结核分枝杆菌感染的 QSP 模型

细菌感染方面的QSP模型报道较少，仅有的报道来自于结核分枝杆菌感染，可能的原因是结核分枝杆菌慢性感染可以导致复杂的免疫反应，QSP模型在这方面具有优势，考虑到能够描述胞内胞外细菌生长、适应性免疫反应、肺部病理学以及治疗方案中的药物药理学间相互作用的QSP模型将提供更好的抗结核治疗策略和临床疗效预测[30]。类似于病毒感染QSP模型，结核分枝杆菌感染的QSP模型主要也包括了细菌生长模块和宿主免疫反应模块。

密歇根大学的研究团队曾开发了一系列描述结核分枝杆菌感染的QSP模型[31, 32]。在其开发的QSP模型中，肺组织肉芽肿中的细菌生长模块包括了三种结核分枝杆菌亚群（胞内、胞外和非复制型）；免疫模块包括巨噬细胞、细胞毒性T淋巴细胞、调节性T淋巴细胞的募集，以及IFN-γ，TNF-α等细胞因子的释放。该模型可以较好地描述结核病非人灵长类动物模型中所测量的肺肉芽肿组织中菌落形成单位（colony-forming units，CFU）的动态变化情况。

随后，该课题组将该模型（肉芽肿传播模型）扩展至全肺，描述了结核分枝杆菌在全肺多个肉芽肿组织的感染和传播模式，并且评估了CD8+T细胞和巨噬细胞的体内激活特征在预测和预防肉芽肿传播中的关键作用[33]。研究人员将该模型进一步扩展至全免疫模型，考虑了抗原呈递细胞从肺肉芽肿到淋巴结的迁移、T细胞进入肺部肉芽肿，以及免疫细胞持续参与对肉芽肿内的结核分枝细菌的杀灭[34]。其模型示意图如图6-6所示。

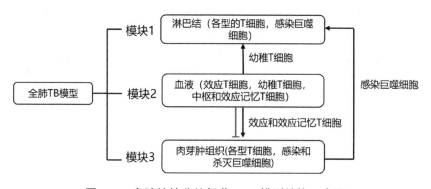

图6-6 全肺结核分枝杆菌QSP模型结构示意图

注：黑色和灰色实线箭头分别代表活化和抑制

QSP模型中肉芽肿模块主要包括胞外分枝杆菌（BE）、胞内分枝杆菌（BI），激活的巨噬细胞（activated macrophages，MA），感染的巨噬细胞（infected macrophages，MI），和休眠巨噬细胞（resting macrophages，MR）。胞外分枝杆菌的变化涉及到细菌复制、MI破裂、T细胞诱导的MI凋亡、TNF-α诱导的MI凋亡、MR内化、MA和MR的杀伤、BE和MI的自然死亡等过程。其典型微分方程如式6–13所示。

$$\frac{\mathrm{d}BE}{\mathrm{d}t} = +\alpha BE \quad （描述 BE 复制）$$

$$+k_{17}NM_I\left(\frac{B_I^2}{B_I^2 + N^2M^2}\right) \quad （描述 MI 破裂）$$

$$+k_{14a}N_{\mathrm{fracc}}\frac{B_I}{M_I}M_IT_C \quad （描述 T 细胞诱导的 MI 凋亡）$$

$$+k_{14b}N_{\mathrm{fracc}}\frac{B_I}{M_I}M_IF_\alpha \quad （描述 TNF\alpha 诱导的 MI 凋亡）$$

$$-k_2\frac{N}{2}M_R\left(\frac{B_E}{B_E + c9}\right) \quad （描述 MR 内化）$$

$$-k_{15}M_AB_E \quad （描述 MA 杀伤）$$

$$-k_{18}M_RB_E \quad （描述 MR 杀伤）$$

$$-\mu_{\mathrm{BE}}B_E \quad （描述 BE 的自然清除）$$

$$-\mu_{MI}N_{\mathrm{fracc}}\frac{B_I}{M_I}M_IT_C \quad （描述 MI 的自然死亡） \qquad 式6–13$$

其中，N为MI的承载能力，N_{fracc}为MI自然死亡所释放的BI比例，T_C和F_α分别为T细胞和TNF-α诱导的细胞凋亡作用；α、k和μ为各个过程的速率常数；c为半数有效浓度。

BI的变化过程基本与BE相近，包括细菌复制、MI破裂、T细胞诱导的MI凋亡、TNF-α诱导的MI凋亡、MR内化、BI和MI的自然死亡，但不包括MA和MR的杀伤；此外还包括了细胞毒性T细胞对MI的杀伤，代表性微分方程见式6–14。

$$\frac{\mathrm{d}BI}{\mathrm{d}t} = +\alpha_{19}B_I(NM_I - B_I) \quad （描述 BI 复制）$$

$$+k_2\frac{N}{2}M_R\left(\frac{B_E}{B_E + c9}\right) \quad （描述 MR 内化）$$

$$-k_{17}NM_{\mathrm{I}}\left(\frac{B_{\mathrm{I}}^2}{B_{\mathrm{I}}^2+N^2M^2}\right)（描述MI破裂）$$

$$-k_{14a}\frac{B_{\mathrm{I}}}{M_{\mathrm{I}}}M_{\mathrm{I}}T_{\mathrm{C}}（描述T细胞诱导的MI凋亡）$$

$$-k_{14b}\frac{B_{\mathrm{I}}}{M_{\mathrm{I}}}M_{\mathrm{I}}F_{\alpha}（描述TNF\alpha诱导的MI凋亡）$$

$$-k_{52}\frac{B_{\mathrm{I}}}{M_{\mathrm{I}}}M_{\mathrm{I}}T_{\mathrm{CTL}}（描述细胞互不性T细胞施展的MI凋亡）$$

$$-\mu_{\mathrm{BI}}B_{\mathrm{I}}（描述MI内的BI清除）$$

$$-\mu_{\mathrm{MI}}\frac{B_{\mathrm{I}}}{M_{\mathrm{I}}}M_{\mathrm{I}}T_{\mathrm{C}}（描述MI自然死亡）\qquad 式6-14$$

Mehta 等也开发了一个机制的结核分枝杆菌感染 QSP 模型，包括了细菌生长和宿主免疫模块[35]。其中，免疫模块包括了各种巨噬细胞、淋巴细胞和参与针对结核分枝杆菌的先天性和适应性免疫反应的多个关键细胞因子（如 IL-4，IFN-γ，TNF-α 等），详细描述了结核分枝杆菌感染引起的宿主肺部动态免疫反应。在模型中，结核分枝杆菌的清除主要通过由细胞因子和淋巴细胞介导的细胞凋亡以及自噬途径。自噬模块涉及了关键信号通路如 AMPK-mTOR 通路对自噬的抑制，以描述结核分枝杆菌的潜在逃逸机制。

3.3　QSP模型的药代动力学模块

QSP 模型一般会将药物的药动学模块与系统生理学模块连接，以评估药物的潜在疗效。在本章纳入的 QSP 文献中，大多数研究采用了经典房室模型方法以描述和预测血浆、组织、细胞内的药物 PK，也有部分研究采用了 PBPK 模型以预测肺部组织的药物 PK。相对而言，结核分枝杆菌 QSP 模型的 PK 模块均采用组织或者细胞内的 PK 预测，这与结核分枝杆菌感染的特点相关；而病毒感染 QSP 模型大部分则基于血浆 PK 与靶组织/细胞 PK 一致的假设，而直接简化使用了血浆 PK。

3.4　QSP模型的公式化

QSP 模型通常较为复杂，在其模型化时一般以微分方程组形式描述各调控通路（如免疫系统激活，细胞因子释放等）的动态变化过程。根据 QSP 模型的模块多少和模型的复杂程度，其可包含数十个至数百个参数。在感染性疾病的 QSP 建模过程中，其总体步骤与其他定量药理学模型的构建过程具有一定相通性。

第一是确定模型结构，撰写微分方程，这也是 QSP 模型建立中最为困难的一步，需要对病原体感染的病理和生理学、药物作用机制等有深入的认识。第二是模型参数的确定，通常有以下方法：①从文献获得相关参数（如靶细胞数量，淋巴结容积，细胞感染速率等）；②从体外实验获取相关参数（如药物与靶点结合参数[24]）；③参数值需进行假设或推导，即某些参数无法通过实验获得，因此需进行合理的假设；④参数需通过拟合得出，即对于参数较少且有充足实验观测数据的模型，部分参数值可以通过拟合得出最优解，如可以采用Monolix[17]或NONMEM[25]等软件实现。第三是模型预测的校正和验证：QSP模型往往使用大量的实际实验观测数据对模型的预测性能进行评估，通常需要持续进行模型参数的优化，此处可以采用专业软件进行模型的参数校正与优化。第四是敏感性分析，即对模型中存在不确定性的参数等进行上调或下调，以评估相关指标的变化是否符合预期。第五是在不同临床应用场景中进行模型预测，以提高模型的可验证性和应用性能。

4　QSP模型的应用场景

4.1　化合物筛选和预测早期临床剂量

诺华公司开发的新冠病毒QSP模型[17]被用于评估不同作用机制药物（如细胞进入抑制剂、中和抗体和病毒复制抑制剂）的临床药效，有望在药物发现阶段筛选潜在有效的药物。同时，该模型较准确重现了多个治疗药物（包括奈玛特韦/利托那韦、新冠病毒中和抗体Bamlanivimab、Casirivimab/Imdevimab）干预后的新冠患者病毒载量的动态变化。因此，研究人员运用该模型预测了靶向突触蛋白的单克隆抗体Ensovibep在Ⅱ期临床试验的潜在临床剂量范围，而模型对于病毒载量下降的预测值和随后Ⅱ期临床试验的实际观察值具有较好的一致性。

美国FDA团队开发的新冠病毒药物治疗QSP模型主要关注静脉注射瑞德西韦后药物与新冠病毒及人体生理的体内互作过程。研究人员在使用安慰剂组的临床数据进行模型校准后，该模型能够独立且定量地预测瑞德西韦在新冠治疗临床试验中的主要观察终点（即恢复时间）。该模型证实了基于临床前数据和疾病系统生理学模型预测临床结果的可行性，并为新冠病毒的候选药物选择和临床试验设计提供了一个高通量的预测模型框架[24]。

4.2　指导后期临床试验剂量和方案

在抗感染药物研发领域，辉瑞公司成功通过QSP模型决策，推动了重磅药物Paxlovid（奈玛特韦/利托那韦）的临床研发进程。辉瑞的研究人员将QSP模型模拟的奈玛特韦/利托那韦PK曲线结合新冠病毒感染小鼠模型中奈玛特韦药理学的临床前数据，预测了5天或10天服用奈玛特韦/利托那韦（300mg/100mg）方案的抗病毒疗效。模型模拟结果显示，5天方案下的新冠病毒载量下降与10天方案非常相近，因此研究人员直接选择了5天方案作为关键Ⅱ/Ⅲ期临床试验的用药方案。该方案获得美国FDA批准并于验证性临床试验中取得了阳性结果，从而节省了大量的研发时间和支出。该案例充分展示了QSP模型在指导抗感染药物临床开发中的价值[18-20]。

　　笔者开发的登革热病毒简化QSP模型也探索了给药方案优化这一场景。通过建立伊维菌素PK和生物标志物NS1之间的量效关系，该研究预测了不同伊维菌素给药方案下（剂量、时机和疗程）生物标志物NS1的变化趋势，结果显示，伊维菌素必须在登革热起病后2天内给药，而800μg／（kg·d）的治疗剂量可以使得患者NS1指标显著下降（图6-7），从而为后续的潜在临床研究提供了剂量参考。

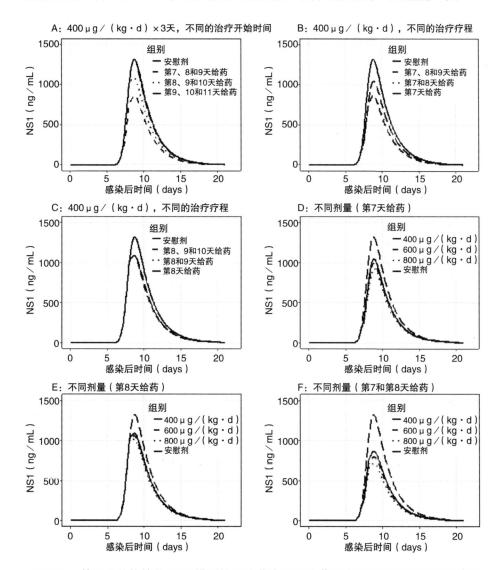

图6-7　基于登革热简化QSP模型的伊维菌素不同给药方案对NS1影响的模拟情况

4.3　预测疗效并探索潜在影响因素

　　Sanche等运用其开发的HIV感染QSP模型[27]，预测了不同抗逆转录病毒治疗和药物依从性模式下HIV治疗的失败风险以及可能出现的耐药。在不同用药依从场景下，基于QSP模型模拟，研究人员提出了有望改进HIV治疗成功率的新方案，并提示HIV治疗的病毒学失败和耐药性可能与有限的药物淋巴结渗透相关。

Cilfone等运用其开发的结核分枝杆菌感染QSP模型[31, 32]预测了3种喹诺酮类抗菌药物（莫西沙星，左氧氟沙星和加替沙星）治疗肺结核的疗效。以肉芽肿细菌载量、治疗后细菌清除的比例和细菌清除的时间作为疗效评估指标，模型分析显示莫西沙星相较于左氧沙星和加替沙星能更快杀死细胞内细菌，部分原因是其可达更高的胞内浓度。而3种喹诺酮类药物对胞外结核杆菌的清除作用相近，均较难清除干酪样坏死灶中的非复制亚群结核分枝杆菌。此外该模型被用于模拟了3种药物干预下的巨噬细胞活化、TNF-α和IL-10分泌等宿主免疫指标水平。

4.4 新治疗靶点/药物探索

二甲双胍作为雷帕霉素靶蛋白C1的抑制剂，有望作为一种新的结核分枝杆菌感染的潜在宿主导向治疗方案。Mehta等通过其构建的结核分枝杆菌QSP模型考察了二甲双胍的潜在治疗效果。在肺结核患者中的预测显示，在抗菌药物治疗后期体内细菌载量较低的情况下，使用二甲双胍对减少胞内结核分枝杆菌的作用有限但呈现出一定剂量依赖性[35]。

4.5 新剂型可行性探索

Cilfone等运用其开发的结核分枝杆菌感染QSP模型[32]评估了利福平和异烟肼两种药物潜在新剂型的可行性。基于QSP模型，研究人员对吸入制剂的载体释放特征参数（如载体含药量、载体大小、药物在载体的扩散、载体在胞内和胞外降解速率）以及靶向巨噬细胞的参数（如载体在肺组织扩散、巨噬细胞最大载体摄取等）进行了敏感性分析，敏感性分析以肉芽肿组织CFU、肉芽肿组织药物药时曲线下面积（area under curve，AUC）、外周药物AUC和细菌清除时间作为疗效指标。模型分析结果显示，增加利福平的巨噬细胞靶向将降低药物在肉芽肿组织的暴露，增加异烟肼的载体电位将降低药物摄取，这些结果提示靶向巨噬细胞的吸入制剂对两种抗结核药物的疗效改善影响非常有限。此外，模型分析还提示，利福平吸入制剂280mg/kg每2周1次给药较20mg/kg每日1次口服给药，可获得相似的杀菌疗效，但吸入的剂量过高，可导致毒性。异烟肼吸入制剂17mg/kg每2周1次给药相较于1mg/kg每日1次口服获得更好的杀菌疗效，且不增加毒性风险。

5 抗感染性疾病药物研发中QSP模型的挑战和发展方向

目前抗感染治疗领域的QSP模型研究仍处于探索发展阶段，现有模型多集中于少数特定的病原体感染，比如病毒感染和结核分枝杆菌感染。在部分工业界案例中（如新冠病毒药物治疗领域），QSP模型的成功开发和使用显著了加速相关药物的临床验证和上市进程。因此，笔者相信今后的十年将是抗感染领域QSP模型研究和转化应用的黄金阶段。

关于抗感染性疾病药物研发中QSP模型的未来发展方向：第一是建立针对不同病毒感染的大规模QSP模型平台，如呼吸道合胞病毒、登革热病毒等，以高效促进抗病毒新药的转化开发，更好地应对临床上可能的新发病毒感染的挑战；第二是完善并扩展结核分枝杆菌感染的QSP模型研究范式至其他细菌或寄生虫（如疟疾、原虫和锥虫病）的急慢性感染或重症感染领域，同时继续深入了解免疫系统在此类疾病发生发展中的作用，完善种属间的桥接和外推，为相关药物开发提供坚实的数据基础；第三是基于机制QSP模型探索危重感染患者体内的病原体、免疫系统、细胞因子以及疾病预后之间的复杂关系，为拓展此类患者群体中的新治疗方案提供参考；第四是QSP模型在抗感染领域的其他应用扩展，如预测和克服病原体耐药等，也值得进一步的探讨和研究。

》》 参考文献

1. Zhang C, Fu X, Liu Y, et al. Burden of Infectious Diseases and Bacterial Antimicrobial Resistance in China: A Systematic Analysis for the Global Burden of Disease Study[J]. Lancet Reg Health West Pac, 2024, 43: 100972.

2. Rayner CR, Smith PF, Andes D, et al. Model-Informed Drug Development for Anti-Infectives: State of the Art and Future[J]. Clin Pharmacol Ther, 2021, 109(4): 867-891.

3. Friberg LE. Pivotal Role of Translation in Anti-Infective Development[J]. Clin Pharmacol Ther, 2021, 109(4): 856-866.

4. Ernest JP, Goh JJN, Strydom N, et al. Translational Predictions of Phase 2a First-in-Patient Efficacy Studies for Antituberculosis Drugs[J]. Eur Respir J, 2023, 62(2): 2300165.

5. Susanto BO, Wicha SG, Hu Y, et al. Translational Model-Informed Approach for Selection of Tuberculosis Drug Combination Regimens in Early Clinical Development[J]. Clin Pharmacol Ther, 2020, 108(2): 274-286.

6. Wicha SG, Clewe O, Svensson RJ, et al. Forecasting Clinical Dose-Response From Preclinical Studies in Tuberculosis Research: Translational Predictions With Rifampicin[J]. Clin Pharmacol Ther, 2018, 104(6): 1208-1218.

7. Sou T, Hansen J, Liepinsh E, et al. Model-Informed Drug Development for Antimicrobials: Translational PK and PK/PD Modeling to Predict an Efficacious Human Dose for Apramycin[J]. Clin Pharmacol Ther, 2021, 109(4): 1063-1073.

8. Hughes E, Wallender E, Mohamed Ali A, et al. Malaria PK/PD and the Role Pharmacometrics Can Play in the Global Health Arena: Malaria Treatment Regimens for Vulnerable Populations[J]. Clin Pharmacol Ther, 2021, 110(4): 926-940.

9. Wahl A, Ho PT, Denton PW, et al. Predicting HIV Pre-exposure Prophylaxis Efficacy for Women using a Preclinical Pharmacokinetic-Pharmacodynamic In Vivo Model[J]. Sci Rep, 2017, 7: 41098.

10. Cottrell ML, Yang KH, Prince HM, et al. A Translational Pharmacology Approach to Predicting

Outcomes of Preexposure Prophylaxis Against HIV in Men and Women Using Tenofovir Disoproxil Fumarate With or Without Emtricitabine[J]. J Infect Dis, 2016, 214(1): 55-64.

11. L ó pez-Arg ü ello S, Montaner M, Sayed AR, et al. Penicillin-Binding Protein 5/6 Acting as a Decoy Target in Pseudomonas aeruginosa Identified by Whole-Cell Receptor Binding and Quantitative Systems Pharmacology[J]. Antimicrob Agents Chemother, 2023, 67(6): e0160322.

12. Chen F, Shi Q, Pei F, et al. A Systems-Level Study Reveals Host-Targeted Repurposable Drugs Against SARS-CoV-2 Infection[J]. Mol Syst Biol, 2021, 17(8): e10239.

13. Denaro C, Merrill NJ, McQuade ST, et al. A Pipeline for Testing Drug Mechanism of Action and Combination Therapies: From Microarray Data to Simulations via Linear-In-Flux-Expressions: Testing Four-Drug Combinations for Tuberculosis Treatment[J]. Math Biosci, 2023, 360: 108983.

14. Giorgi M, Desikan R, van der Graaf PH, et al. Application of Quantitative Systems Pharmacology to Guide the Optimal Dosing of COVID-19 Vaccines[J]. CPT Pharmacometrics Syst Pharmacol, 2021, 10(10): 1130-1133.

15. Liu GS, Ballweg R, Ashbaugh A, et al. A Quantitative Systems Pharmacology(QSP)Model for Pneumocystis Treatment in Mice[J]. BMC Syst Biol, 2018, 12(1): 77.

16. Smith AM. Host-Pathogen Kinetics During Influenza Infection and Coinfection: Insights from Predictive Modeling[J]. Immunol Rev, 2018, 285(1): 97-112.

17. Claas AM, Lee M, Huang PH, et al. Viral Kinetics Model of SARS-CoV-2 Infection Informs Drug Discovery, Clinical Dose, and Regimen Selection[J]. Clin Pharmacol Ther, 2024, 116(3):757-769

18. Rao R, Musante CJ, Allen R. A Quantitative Systems Pharmacology Model of the Pathophysiology and Treatment of COVID-19 Predicts Optimal Timing of Pharmacological Interventions[J]. NPJ Syst Biol Appl, 2023, 9(1): 13.

19. Singh RSP, Toussi SS, Hackman F, et al. Innovative Randomized Phase I Study and Dosing Regimen Selection to Accelerate and Inform Pivotal COVID-19 Trial of Nirmatrelvir[J]. Clin Pharmacol Ther, 2022, 112(1): 101-111.

20. Dai W, Rao R, Sher A, et al. A Prototype QSP Model of the Immune Response to SARS-CoV-2 for Community Development[J]. CPT Pharmacometrics Syst Pharmacol, 2021, 10(1): 18-29.

21. Weinreich DM, Sivapalasingam S, Norton T, et al. REGN-COV2, a Neutralizing Antibody Cocktail, in Outpatients with Covid-19[J]. N Engl J Med, 2021, 384(3): 238-251.

22. Fischer WA, 2nd, Eron JJ, Jr., Holman W, et al. A Phase 2a Clinical Trial of Molnupiravir in Patients with COVID-19 Shows Accelerated SARS-CoV-2 RNA Clearance and Elimination of Infectious Virus[J]. Sci Transl Med, 2022, 14(628): eabl7430.

23. Dougan M, Nirula A, Azizad M, et al. Bamlanivimab plus Etesevimab in Mild or Moderate Covid-19[J]. N Engl J Med, 2021, 385(15): 1382-1392.

24. Samieegohar M, Weaver JL, Howard KE, et al. Calibration and Validation of a Mechanistic COVID-19 Model for Translational Quantitative Systems Pharmacology – A Proof-of-Concept Model Development for Remdesivir[J]. Clin Pharmacol Ther, 2022, 112(4): 882-891.

25. Ding J, Mairiang D, Prayongkul D, et al. In-Host Modeling of Dengue Virus and Non-Structural Protein 1 and the Effects of Ivermectin in Patients with Acute Dengue Fever[J]. CPT Pharmacometrics Syst Pharmacol, 2024, 13(12): 2196-2209.

26. Duwal S, Sunkara V, von Kleist M. Multiscale Systems-Pharmacology Pipeline to Assess the Prophylactic Efficacy of NRTIs Against HIV-1[J]. CPT Pharmacometrics Syst Pharmacol, 2016, 5(7): 377-387.

27. Sanche S, Sheehan N, Mesplede T, et al. A Mathematical Model to Predict HIV Virological Failure and Elucidate the Role of Lymph Node Drug Penetration[J]. CPT Pharmacometrics Syst Pharmacol, 2017, 6(7): 469-476.

28. Asín-Prieto E, Parra-Guillen ZP, Gómez Mantilla JD, et al. A Quantitative Systems Pharmacology Model for Acute Viral Hepatitis B[J]. Comput Struct Biotechnol J, 2021, 19: 4997-5007.

29. Montaseri G, Boianelli A, Hernandez-Vargas EA, et al. PK/PD-Based Adaptive Tailoring of Oseltamivir Doses to Treat Within-Host Influenza Viral Infections[J]. Prog Biophys Mol Biol, 2018, 139: 31-42.

30. Bartelink IH, Zhang N, Keizer RJ, et al. New Paradigm for Translational Modeling to Predict Long-term Tuberculosis Treatment Response[J]. Clin Transl Sci, 2017, 10(5): 366-379.

31. Pienaar E, Sarathy J, Prideaux B, et al. Comparing Efficacies of Moxifloxacin, Levofloxacin, and Gatifloxacin in Tuberculosis Granulomas Using a Multi-Scale Systems Pharmacology Approach[J]. PLoS Comput Biol, 2017, 13(8): e1005650.

32. Cilfone NA, Pienaar E, Thurber GM, et al. Systems Pharmacology Approach Toward the Design of Inhaled Formulations of Rifampicin and Isoniazid for Treatment of Tuberculosis[J]. CPT Pharmacometrics Syst Pharmacol, 2015, 4(3): e00022.

33. Wessler T, Joslyn LR, Borish HJ, et al. A Computational Model Tracks Whole-Lung Mycobacterium Tuberculosis Infection and Predicts Factors That Inhibit Dissemination[J]. PLoS Comput Biol, 2020, 16(5): e1007280.

34. Joslyn LR, Linderman JJ, Kirschner DE. A Virtual Host Model of Mycobacterium Tuberculosis Infection Identifies Early Immune Events as Predictive of Infection Outcomes[J]. J Theor Biol, 2022, 539: 111042.

35. Mehta K, Guo T, Wallis RS, et al. Quantitative Systems Pharmacology Modeling Framework of Autophagy in Tuberculosis: Application to Adjunctive Metformin Host-Directed Therapy[J]. Antimicrob Agents Chemother, 2022, 66(8): e0036622.

第七章 《《《《

定量系统药理学模型在罕见病药物研发中的应用

方 月[1]，魏 华[1]，赵 宸[2]

1 辉瑞（中国）研究开发有限公司；2 南京医科大学

1 研究背景

1.1 罕见病领域的全球药物研发趋势

罕见病是一大类散落在各个疾病领域的不同疾病的总称，目前全球无统一的罕见病定义，世界各国罕见病定义的表述方式通常为发病率或患病率或患病人数。《中国罕见病定义研究报告2021》将我国罕见病定义为"新生儿发病率低于1/10000，患病率低于1/10000，患病人数低于14万人的疾病；符合其中一项的疾病，即为罕见病"。美国《孤儿药法案》中将罕见病定义为在美国累及少于20万人的疾病。加拿大卫生部将罕见病定义为危及生命、严重衰弱或严重慢性疾病，且只累及到非常少的患者（通常低于每10000人中5人）。可见，发病率/患病率低是罕见病的重要特征，加之其涉及多个疾病领域，病情复杂，异质性高，目前对其认识相对有限，使得罕见病药物研发所面临的困难远远超过常见多发疾病。全球已知的罕见病约有六千多种，影响全球3.5%~5.9%的人口[1]。罕见病虽然发病率/患病率低，但患者总数目庞大，且以遗传性疾病为主，多数在儿童期发病，病死率较高。大部分罕见病尚缺乏有效的治疗手段，具有巨大未被满足的治疗和临床需求。

为鼓励罕见病药物研发，各国出台了相应的激励政策，包括优先审评、市场独占权、税收优惠、研发资助、医保覆盖等等，以推动罕见病药物的研发。此外，新兴技术和创新疗法的发展，尤其是基因治疗、细胞治疗、RNA靶向药物、蛋白质替代与修饰疗法等突破性治疗手段的涌现，以及AI和真实世界研究数据、证据的应用，为罕见病药物研发打开了新局面，并取得了显著的进展。

在患者需求、政策支持和技术进步的推动下，罕见病药物研发领域极具潜力，其布局也逐渐成为全球生物医药行业的战略重点。我国的罕见病药物临床前和临床开发的数量均有显著增长：与2012年的64种相比，截至2022年底，我国共有840种罕见病药物处于研发阶段。与此同时，全球罕见病药物的开发，也从2012年的

682种，增长至2022年的5215种。尤其在过去五年，在研罕见病药物数量大幅增加，我国和全球相关管线的平均年增长率分别为34%和24%[2]。

为了促进罕见病药物的开发，需要创新的科学工具和方法来克服及应对研发中的相关挑战，进而为相关疗法的安全性研究和有效性确证提供科学依据。

1.2 定量系统药理学模型在支持罕见病药物研发中的应用

如前所述，罕见病具有患病率低、疾病异质性高、自然病史复杂等特点，而又因其患者数量极为有限且疾病进展缓慢，难以开展大规模临床试验，进一步增加了传统药物研发模式所面临的各项挑战。定量系统药理学（QSP）建模作为一种新兴的多学科交叉研究理念，通过整合疾病病理生理学、药物作用机制，以及临床指标等跨尺度数据信息并构建数学模型，能够从分子、细胞到组织器官等多个层面定量描述和预测药物与疾病系统的相互作用以及其在临床治疗层面所产生的患者响应。对于罕见病而言，QSP模型可以利用极为有限的临床前和临床数据，通过构建和拓展基于机制模型的虚拟患者群体等方法，前瞻性模拟药物在不同治疗方案下的疗效和安全性，从而弥补罕见病患者人数少的短板，精准指导和优化创新药物在有限人群中的临床试验设计。

美国FDA的Bai等人于2023年发表了一份综述论文，详细统计了近年来美国FDA收到的有关QSP建模指导罕见病药物研发的新药申报材料[3]。截止到2022年底，美国FDA共收到罕见病领域的QSP建模指导新药研发相关申报材料121份，并且从2013~2022年该数量始终呈上升趋势（2013年0份，2022年超过30份）。按照具体的治疗领域区分，占比最大的（约60%）为针对肿瘤治疗（包括血液瘤与实体瘤）的应用。按照具体应用的临床阶段划分，约68%的应用案例被用于指导或支持Ⅰ期/Ⅱ期的临床试验设计，约17%的案例被用于指导Ⅲ期临床，剩余15%的案例被运用于上市申请阶段。以上整体趋势与QSP建模在所有药物研发领域中的应用趋势基本一致。作者们在论文中详细介绍了罕见病领域的数项QSP建模案例，包括酸性鞘磷脂酶缺乏症、戈谢病等，并指出合理运用机器学习等新兴技术及整合孤立的罕见病数据库有望更好地支持罕见病药物研发领域的QSP建模。在这些新技术和数据的支撑下，QSP建模有望成为越来越重要的药物开发工具，在面向成人和儿童的罕见病药物研发过程中继续发挥更加核心的指导作用[3]。

2023年5月，美国FDA与马里兰大学联合召开了一次主题为"QSP建模指导罕见病药物研发的应用路线图（Creating a Roadmap to Quantitative Systems Pharmacology-Informed Rare Disease Drug Development）"的公开研讨会[4]。此次研讨会聚集了来自制药企业、学术机构以及美国FDA的大量一线科学家，共包括三个环节的主题演讲与讨论，主要围绕QSP建模方法可解决哪些具体罕见病药物研发需求，QSP在罕见病药物研发中的成功应用案例，以及如何针对罕见病特点高效开发QSP模型等议题展开。此次会议的总结报告指出，QSP在罕见病药物研发中的应用场景主要包括指导药物的临床前-临床转化、支持临床试验设计（包括生物标志物的选择与前瞻性预测其动态变化）、指导临床剂量选择/优化和基于机制的药物安全性评估等。其中，如能将机制 QSP 建模与疾病自然病史数据实现有机高效结合，有望为理解罕见病的自然进程并提取具有代表性的疾病进展生物标志物提供更加重要的理论和数据支撑。在底层的建模逻辑和实践层面，报告指出灵活运用健康人群的生理数据和文献中已发表疾病模型的特定生理模块，可以提升研究人员围绕不同罕见病药物构建 QSP 模型时的执行效率。而经典的基于 QSP 模型构建虚拟患者群体和患者数字孪生的技术方法，将继续作为指导罕见病药物研发中决策的重要模拟载体和途径，且行业应积极探索其与多模态数据（包括自然病史数据、电子病历数据、临床试验数据等）的整合，以达到更高的模拟预测精度，实现 QSP 模型更为广泛的转化应用。以上理念被总结为一个三步路线图（图 7-1），目标在创新 QSP 建模理念的指导下高效持续开发新药物以解决罕见病患者的临床未满足需求。

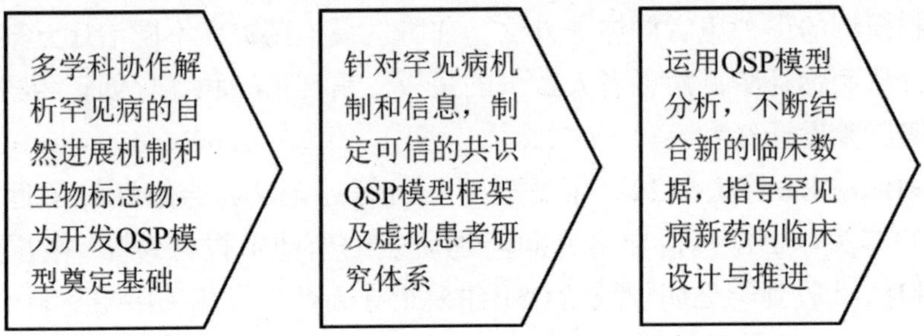

图 7-1　QSP 建模指导罕见病药物研发的技术路线图

注：修改自 Bai et al., Clin Pharmacol Ther., 2024 Feb；115（2）：201-205

2　QSP 建模指导罕见病新药研发的应用实例

接下来将围绕不同的罕见病领域和多样化的药物治疗模式（包括大分子、核酸类药物、基因药物等），通过一系列具体应用案例详细阐述 QSP 建模指导罕见病新药研发的主要路径和应用场景。

2.1　酶替代药物治疗酸性鞘磷脂酶缺乏症

酸性鞘磷脂酶缺乏症（acid sphingomyelinase deficiency，ASMD）是一种罕见的溶酶体贮积症。ASMD 患者由于体内特定基因突变导致酸性鞘磷脂酶（acid sphingomyelinase，ASM）的活性降低，进而导致鞘磷脂在多种组织中积累并造成病变[5]。Olipudase alfa 是赛诺菲公司开发的一款新型酶替代疗法，其本身是一种外源性的 ASM 酶，可被用于降解 ASMD 患者细胞溶酶体中的鞘磷脂。

为了指导 Olipudase alfa 的临床转化和药效评价，赛诺菲的研究人员围绕 ASMD 的疾病机制开发了一个跨尺度 QSP 模型，包括细胞内由 ASM 介导的系列酶促反应、组织层面的病变形成和对器官的影响（包括疾病进展生物标志物的变化），以及 Olipudase alfa 的体内分布和吸收等过程[6]。研究人员综合运用体外数据、自然病史数据、临床前动物研究和临床试验数据对 QSP 模型的框架和参数进行了详细的校准和论证，目标为机制性地模拟 Olipudase alfa 作用下的 ASMD 疾病进展变化情况。基于该机制 QSP 模型，研究人员分别构建了成人和婴幼儿的虚拟患者群体，并参照已有临床数据，成功定量描述了不同患者个体在 Olipudase alfa 治疗后的血浆神经酰胺和溶鞘磷脂水平的变化，以及脾脏体积和肺一氧化碳弥散量等关键临床终点指标的改善情况。这一系列基于 QSP 模型的定量分析作为补充材料在 Olipudase alfa 的上市申报阶段被提交至美国 FDA，为深入理解不同 ASMD 患者在 Olipudase alfa 治疗后的响应差异提供了机制解释，并且揭示了成人与儿童患者在疾病进展和治疗获益方面具有很高的相似性，最终为 Olipudase alfa 的成功获批提供了数据和理论支撑[7]。

2.2　核酸药物治疗先天性葡萄糖醛酸转移酶缺乏症

先天性葡萄糖醛酸转移酶缺乏症（crigler-najjars syndrome，CNS）是一种罕见的威胁生命的遗传性高胆红素血症，由于葡萄糖醛酸转移酶（uridine diphosphoglucuronate glucuronosyltransferase，UGT1A1）的先天性缺乏，导致非结合胆红素在血液中积累，从而造成患者黄疸、神经系统损伤甚至死亡。CNS 的传统治疗手段包括光疗、血浆置换、肝移植等，其中光疗和血浆置换等疗效有限，而肝移植副作用大、死亡风险高[8]。运用脂质纳米颗粒进行核酸（UGT1A1-mRNA）递送是一种新兴技术，可通过纠正基因缺陷恢复 UGT1A1 的肝脏表达，进而恢复胆红素的正常水平，具有成为 CNS 短期和长期疗法的潜力[9]。

美国 Alexion 公司的研究人员为支持其相关产品（ALXN1540）的临床转化和指导首次人体试验，开发了一套基于 CNS 核酸药物作用机制的 QSP 模型[10]。该模型全面系统地描述了脂质纳米颗粒在体内的分布与消除、肝脏细胞对脂质纳米颗粒的内吞、细胞内 mRNA 的释放和转录，以及生成的 UGT1A1 酶对胆红素代谢的影响过程。研究团队运用体外数据和大鼠数据对模型进行了校准，并通过识别、调试和优化一系列存在物种差异性的关键参数实现了模型的临床转化。基于该 QSP 模型，研究人员通过模拟不同给药方案下血液中胆红素水平的变化，对具有临床意义的剂量方案做出了定量比较和预测，从而为 ALXN1540 的首次人体临床试验剂量选择提供了重要指导依据[10]。

2.3　腺相关病毒基因药物治疗 B 型血友病

近年来，基因治疗正快速发展并逐步应用于多个疾病领域。血友病是一组遗传性出血性疾病，表现为缺乏凝血因子造成人体无法凝血及止血，主要治疗手段为终身外源性凝血因子替代治疗，而基因治疗的发展为血友病的治愈带来了希望[11]。其中, 腺相关病毒 (adeno-associated virus, AAV) 目前被广泛认为是血友病基因治疗最安全且最合适的病毒载体。AAV 疗法通过递送凝血因子基因到靶细胞, 可实现凝血因子的持续表达。然而, AAV 基因疗法的量效关系较为复杂, 传统的剂量优化及临床转化方法不再适用, 因此开发能够表征其生物治疗机制的 QSP 模型显得尤为重要。

辉瑞公司的 Rao 等人针对 B 型血友病的 AAV 基因治疗产品 (fidanacogene elaparvovec-dzkt) 开发了一套基于生物学机制的 QSP 模型, 用于模拟药物的量效关系, 为剂量预测提供基础[12]。该 QSP 模型包含了以肝脏为靶向的 AAV8 载体经静脉注射后的体内分布, 载体与其受体的结合、内吞、运输和脱壳, 载体所递送的凝血九因子基因的转录、翻译, 以及所生成的凝血九因子在血液中的分布和消除等过程 (图 7-2)。针对 AAV8 疗法中存在的显著物种差异性, 研究人员通过调节一系列关键参数对其进行模拟, 以实现临床转化, 并基于临床前数据 (小鼠和非人灵长类) 以及在研治疗药物 (fidanacogene elaparvovec-dzkt) 的小样本临床试验数据, 进而对模型参数进行了校准。模型模拟结果能够与患者血液中凝血九因子的长期表达水平很好地吻合 (图 7-3)。研究人员进一步对更高给药剂量下患者群体的剂量-效应关系进行预测 (图 7-4), 为剂量选择提供了科学依据。

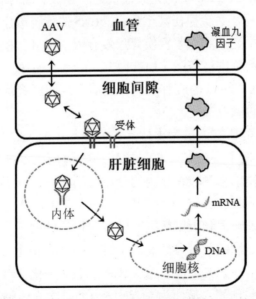

图 7-2　靶向肝脏的 AAV 基因治疗的 QSP 模型示意图

注: 图片修改自 Rao et al., Development of Gene Therapies, 1st edition, 2024

该建模方法包括了 AAV 机制性模型的搭建、模型的临床转化以及模型的迭代优化过程, 是 AAV 基因疗法 QSP 模型的基础。更重要的是, 该模型可被拓展应用于指导其他类别的 AAV 基因治疗法, 包括肝脏靶向递送其他凝血因子 (例如治疗 A 型血友病) 的 AAV 疗法、肝脏靶向的其他血清型 AAV 疗法、靶向其他器官的 AAV

疗法等，有望从机制角度为临床层面的 AAV 治疗量效关系提供科学解释和依据。

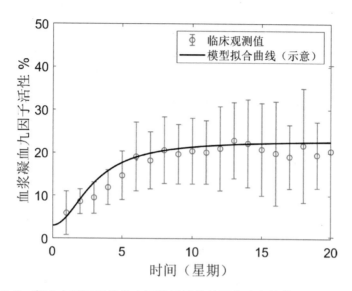

图7-3 凝血九因子活性值占正常活性值的百分比在给药后的动态变化

注：图片修改自 Rao et al.，Development of Gene Therapies，1st edition，2024

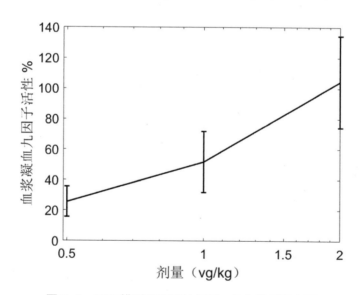

图7-4 QSP 模型所预测的剂量–效应关系示意图

注：图片修改自 Rao et al.，Development of Gene Therapies，1st edition，2024

2.4 基因编辑药物治疗转甲状腺素蛋白淀粉样变性

转甲状腺素蛋白淀粉样变性多发性神经病（hereditary transthyretin amyloidosis with poly-neuropathy，ATTRv–PN）是一种由于转甲状腺素蛋白（transthyretin，TTR）错误折叠，最终形成淀粉样物质异常沉积在组织中，引起的遗传性罕见致死性疾病。主要治疗手段包括 TTR 稳定剂、靶向 RNA 沉默药物以及肝脏移植。美国 Intellia Therapeutics 公司开发了一款基因编辑药物NTLA-2001，通过基于CRISPR/Cas9的创新体内基因编辑技术，有望显著降低患者体内的错误TTR蛋白表达，延缓疾病进展。

鉴于NTLA-2001的首创性，其临床体内过程难以通过传统方法实现外推，因此研究人员建立了一个跨尺度的QSP模型，以描述NTLA-2001在临床患者体内的分布与起效过程[13]。该QSP模型主要关注NTLA-2001在体内主要器官（如肝脏）的动态分布和其进入肝细胞并释放所装载Cas9 RNA的过程，以及CRISPR/Cas9系统的体内组装、对目标TTR的DNA的剪切，以及造成的TTR蛋白低表达对总体循环TTR蛋白水平的影响。基于临床前数据，研究人员基于该QSP模型成功预测并解释了临床层面所观测到的PK数据，并针对不同给药剂量下的潜在疗效进行了分析。针对血浆TTR水平这一疾病的重要替代药效标志物，QSP模型分析提示NTLA-2001在单次0.7mg/kg剂量左右可达药效饱和状态；该结果与人体临床数据结果一致。因此，综合模型分析与临床数据，55mg单次固定剂量给药（即约0.7mg/kg剂量）被选为后续扩展临床阶段的研究剂量。目前该药物正处于Ⅲ期临床试验阶段，临床方案继续沿用了55mg单次固定剂量给药。

2.5　反义寡核苷酸药物治疗脊髓性肌萎缩症

脊髓性肌萎缩症（spinal muscular atrophy，SMA）是一种遗传性神经疾病，会造成神经元退化、肌肉无力、肌肉萎缩，患儿在婴幼儿期具有很高的死亡率[14]。目前已有多款包括反义寡核苷酸在内的治疗药物上市，然而SMA的临床表现具有高异性质，患者对治疗药物响应性不同。因此，寻找可用于评估疾病严重程度、进展、预后及药物治疗响应的生物标志物十分关键。神经丝蛋白（neurofilament，Nf）是大脑神经元骨架的重要组成部分，而脑脊液和血液中的磷酸化神经丝蛋白重链（pNfH）被视为SMA的潜在生物标志物[15]。

从机制角度出发，开发一套可评估相关生物标志物有效性的QSP模型，对SMA的药物研发至关重要。为此，意大利COSBI中心联合美国渤健公司的研究人员开发了一套基于神经丝蛋白运输机制的QSP模型，以对pNfH作为SMA生物标志物进行评估和验证[16, 17]。研究人员首先构建了基于健康人群的QSP模型，该模型描述了三种Nf（轻链NfL、中链NfM和pNfH）在中枢神经系统、周围神经系统、脑脊液和血液之间的运输过程，及其生成和清除机制（图7-5），并运用年龄在20~90岁健康人群血清中的Nf数据对模型进行了校准和验证。

研究人员将该模型进一步应用于反义寡核苷酸药物治疗SMA的研发场景中：通过运用0~20岁SMA患儿给药组和对照组的pNfH数据对模型进行了优化，较准确地模拟了患儿在给药和不给药情况下的pNfH动态变化。该QSP模型融入了Nf的运输机制，可靠稳定地表征了不同群体、不同给药情况下pNfH的长期水平，为pNfH作为SMA潜在诊断和治疗生物标志物的探索研究提供了重要的评估工具，亦可被拓展应用于其他SMA药物和其他神经疾病中。

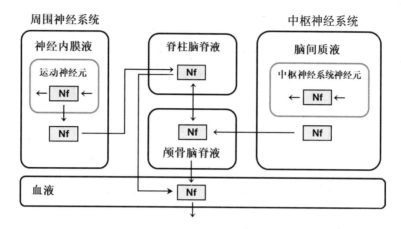

图7-5　神经丝蛋白（Nf）运输机制的简化QSP模型示意图

2.6　多靶点药物治疗炎症性肠病

炎症性肠病（inflammatory bowel disease，IBD）是一种累及多肠道系统的特发性肠道炎症性疾病，根据其不同表型又分为溃疡性结肠炎（ulcerative colitis，UC）和克罗恩病（crone disease，CD）；其整体发病率较低（在我国约为3/100000人）。虽然目前已有多款治疗IBD的药物获批上市，但由于IBD的发病机制复杂多样，这些药物仅对部分患者有效，很多患者用药后出现复发，甚至无治疗效果[18]。因此，开发一套可前瞻性地探索、评估和验证多靶点药物治疗IBD有效性的QSP平台模型，具有重要的研发指导意义。

辉瑞公司的Rogers等人开发了一套机制性、多靶点并可表征IBD疾病不同状态的QSP模型，用以支持相关候选药物的临床开发[19, 20]。该模型描述了血液和肠道中人体免疫系统的关键调控机制（图7-6），包括多个不同亚型免疫细胞的分化和激活、大量不同细胞因子的分泌和调控作用，以及IBD相关临床分子生物标志物（C反应蛋白和粪便钙卫蛋白）的产生和释放，整体引入了多个潜在治疗靶点（TNFα、IL-12、IL-23、IL-6等）的作用原理。研究人员基于QSP模型，通过参数的变异来模拟IBD的不同表型（UC和CD），并运用5种已有疗法（ustekinumab、infliximab、brazikumab、risankizumab，以及内部候选药物Anti-IL6抗体）的临床数据对模型进行了校准和验证，对应生成了虚拟健康群体、UC虚拟患者群体和CD虚拟患者群体。

研究人员基于QSP模型和虚拟患者群体所预测出的多项临床标志物的动态变化能够与以上5种疗法的临床观察结果形成准确的定量对应。此外，研究人员针对CD虚拟患者群体，对anti-TNFα和anti-p40的联合用药进行了模拟，并对其疗效进行了前瞻性的预测。结果表明，对于用药后无疗效或疗效不佳的CD患者，上述联合用药具有潜在的增效功能[20]。

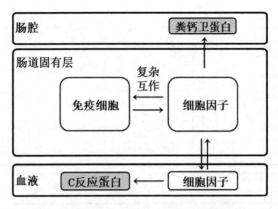

图7-6 IBD QSP模型的结构示意简图

由于IBD发病机制多样，涉及多种免疫细胞和细胞因子通路，只针对单个靶点作用的药物作用范围有限，很难覆盖所有患者的病理特异性。因此，针对多靶点的联合用药疗法是IBD药物研发领域未来具有较大潜力的发展方向[21]。基于机制QSP模型对不同靶点联合用药方案有效性预测，以及指导最优联合治疗方案的选择，对于提升IBD新药的研发效率具有重大的意义和价值。

3　总结与展望

罕见病药物的研发面临诸多挑战，新兴的QSP方法在助力罕见病药物的研发过程中已发挥了非常重要的作用。区别于传统统计学模型和药代/药效模型，QSP建模可以以定量和多尺度的方式将特定靶点生物网络中的关键分子与药效生物标志物和临床终点建立机制性的联系，进而为剂量选择、指导临床试验设计、试验药物的临床反应预测等提供依据，从而填补罕见病药物开发中的关键知识差距，为临床申报和决策提供补充证据，弥补罕见病由于缺少临床患者而导致的数据分析短板。

2024年10月，国家药品监督管理局药品审评中心先后发布了两项罕见病新药研发方面的技术指导原则征求意见稿。《罕见病药物临床药理学研究技术指导原则（征求意见稿）》强调了模型引导方法在罕见病药物研发中的重要性，包括充分利用非临床数据并结合模型相关方法进行外推，以补充临床数据的不足，优化临床给药剂量等。《模型引导的罕见病药物研发技术指导原则（征求意见稿）》对于罕见病的机制理解和基于机制的建模给予了进一步的突出和肯定性描述。该指导原则指出，涵盖疾病进展的QSP建模分析可从机制角度对罕见病药物的有效性和安全性提供数据支持，从而为罕见病的药物研发决策包括生物标志物选择策略、患者选择和早期有效信号分析、研究设计优化等提供科学依据。

总体而言，QSP建模作为一种创新的药物研发分析工具，因其强机制性的特质为罕见病这一领域的药物研发带来了新的机遇，其有望在未来的全球罕见病新药开发持续带来新的突破并继续发挥更加重要的指导作用。

≫ 参考文献

1. Nguengang Wakap S, Lambert DM, Olry A, et al. Estimating cumulative point prevalence of rare diseases: analysis of the Orphanet database[J]. Eur J Hum Genet, 2020, 28(2):165–173.

2. Chen R, Liu S, Han J, et al. Trends in rare disease drug development[J]. Nat Rev Drug Discov, 2024, 23(3):168–169.

3. Bai JP, Wang J, Zhang Y, et al. Quantitative Systems Pharmacology for Rare Disease Drug Development[J]. J Pharm Sci, 2023, 112(9):2313–2320.

4. Bai JPF, Stinchcomb AL, Wang J, et al. Creating a Roadmap to Quantitative Systems Pharmacology–Informed Rare Disease Drug Development: A Workshop Report[J]. Clin Pharmacol Ther, 2024, 115(2):201–205.

5. Pinto C, Sousa D, Ghilas V, et al. Acid Sphingomyelinase Deficiency: A Clinical and Immunological Perspective[J]. Int J Mol Sci, 2021, 22(23):1–14.

6. Kaddi CD, Niesner B, Baek R, et al. Quantitative Systems Pharmacology Modeling of Acid Sphingomyelinase Deficiency and the Enzyme Replacement Therapy Olipudase Alfa Is an Innovative Tool for Linking Pathophysiology and Pharmacology[J]. CPT Pharmacometrics Syst Pharmacol, 2018, 7(7):442–452.

7. Xenpozyme(olipudase alfa–rpcp)BLA 761261 Integrated Review Report [R]. US FDA, 2022.

8. Sambati V, Laudisio S, Motta M, et al. Therapeutic Options for Crigler–Najjar Syndrome: A Scoping Review[J]. Int J Mol Sci, 2024, 25(20):1–16.

9. Greig JA, Chorazeczewski JK, Chowdhary V, et al. Lipid nanoparticle–encapsulated mRNA therapy corrects serum total bilirubin level in Crigler–Najjar syndrome mouse model[J]. Mol Ther Methods Clin Dev, 2023, 29:32–39.

10. Apgar JF, Tang JP, Singh P, et al. Quantitative Systems Pharmacology Model of hUGT1A1–modRNA Encoding for the UGT1A1 Enzyme to Treat Crigler–Najjar Syndrome Type 1[J]. CPT Pharmacometrics Syst Pharmacol, 2018, 7(6):404–412.

11. Mannucci PM. Hemophilia therapy: the future has begun[J]. Haematologica, 2020, 105(3):545–553.

12. Rao S, Narula J, Ko G, et al. Quantitative Systems Pharmacology Modeling of Adeno–Associated Virus Gene Therapies: Mechanistic Identification of Species–Translation Using Preclinical and Clinical Data. In: McIntosh A, Sverdlov O, editors. Development of Gene Therapies: Strategic, Scientific, Regulatory, and Access Considerations[M]. New York: Chapman and Hall/CRC, 2024.

13. Abdelhady AM, Phillips JA, Xu Y, et al. Clinical Pharmacology and Translational Considerations in the Development of CRISPR–Based Therapies[J]. Clin Pharmacol Ther, 2023, 114(3):591–603.

14. Yang DL. Recent research on the treatment of spinal muscular atrophy[J]. Zhongguo Dang Dai Er Ke Za Zhi, 2022, 24(2):204–209.

15. Bayoumy S, Verberk IMW, Vermunt L, et al. Neurofilament light protein as a biomarker for spinal muscular atrophy: a review and reference ranges[J]. Clin Chem Lab Med, 2024, 62(7):1252–1265.

16. Paris A, Bora P, Parolo S, et al. An age–dependent mathematical model of neurofilament trafficking in healthy conditions[J]. CPT Pharmacometrics Syst Pharmacol, 2022, 11(4):447–457.

17. Paris A, Bora P, Parolo S, et al. A pediatric quantitative systems pharmacology model of neurofilament trafficking in spinal muscular atrophy treated with the antisense oligonucleotide nusinersen[J]. CPT Pharmacometrics Syst Pharmacol, 2023, 12(2):196–206.

18. Cai Z, Wang S, Li J. Treatment of Inflammatory Bowel Disease: A Comprehensive Review[J]. Front Med(Lausanne), 2021, 8:765474.

19. Rogers KV, Martin SW, Bhattacharya I, et al. A Dynamic Quantitative Systems Pharmacology Model of Inflammatory Bowel Disease: Part 1–Model Framework[J]. Clin Transl Sci, 2021, 14(1):239–248.

20. Rogers KV, Martin SW, Bhattacharya I, et al. A Dynamic Quantitative Systems Pharmacology Model of Inflammatory Bowel Disease: Part 2 – Application to Current Therapies in Crohn's Disease[J]. Clin Transl Sci, 2021, 14(1):249–259.

21. Stalgis C, Deepak P, Mehandru S, et al. Rational Combination Therapy to Overcome the Plateau of Drug Efficacy in Inflammatory Bowel Disease[J]. Gastroenterology, 2021, 161(2):394–399.

>>>> # 第八章

定量系统药理学模型在创新药物安全性评价中的应用

何 华[1]

1 中国药科大学

1 研究背景

安全性评价是创新药物获益–风险评估的核心组成部分，贯穿于药物研发的整个过程。尽管新药研发技术取得了长足进步，但安全性问题依然是制约药物研发成功和临床应用的关键因素。为了降低候选药物的安全性风险，制药行业在过去几十年中不断探索和完善毒理学评价方法，希望籍此在临床前和早期临床研究中识别候选药物的毒性风险，从而为药物研发决策提供科学依据，为临床用药管理提供技术支持。例如，国际人用药品注册技术协调会（International council for harmonization of technical requirements for pharmaceuticals for human use，ICH）为应对药物诱导的致命性尖端扭转型室性心动过速（TdP），分别于2005年发布了非临床指南S7B和临床指南E14。这些指南为研发人员提供了心脏毒性研究的系统性框架，可帮助识别具有TdP风险的候选药物，从而有效地避免了药物导致的致命性心律失常，显著提升了药物的心脏安全性。

尽管已有系统的临床前和临床安全性评价体系，药物开发过程中的安全性评估仍面临巨大挑战。首先，尽管临床前毒理学研究为药物安全性评价提供了基础，但由于种属差异以及体外/体内系统间差异，临床前研究结果与临床试验结果并不总是一致。例如，人体内的效应记忆性T细胞具有较高的CD28受体表达，但食蟹猴体内这种T细胞的CD28受体表达水平较低甚至不表达，这导致CD28受体激动剂TGN1412在食蟹猴体内的安全剂量远高于人体，根据临床前毒理学研究结果选择的TGN1412临床试验剂量导致健康志愿者发生了危及生命的细胞因子风暴。其次，某些药物的不良反应发生率较低，而临床试验中受试者的数量有限，且这些受试者已经过严格的入排标准进行筛选，这使得某些药物相关的不良反应难以在临床试验，尤其是早期临床试验中被发现。这种局限性可能导致候选药物在晚期临床试验阶段因安全性问题而终止开发，甚至在上市后遭遇撤市。再者，用于评价药物安全性的指标可能存在敏感性和（或）特异性不足的问题。例如，以hERG通道为研究对象的体外心脏毒性筛选是一种灵敏的TdP风险评估方法，但由于其特异性较低，可能错误地将一些潜在药物淘汰。左心室射血分数（left ventricular ejection fraction, LVEF）常用于评估药物引起的左心室泵血功能损伤，但由于敏感性不足，患者的LVEF下降可能在其心功能损伤发生一段时间后才显现。最后，患者的个体特征和疾病状态也可能影响候选药物的毒性，如何排除这些影响也是药物开发过程中面临的安全性评价难题。因此，毒理学研究领域正持续探索，期望通过综合运用计算机模拟、生化实验、离体细胞/组织实验以及体内安全性试验等多种技术手段，构建候选药物安全性风险评估平台，提高候选药物风险评估的准确性。

定量系统药理学（QSP）是一种跨学科方法，结合了系统生物学、药理学、数学建模和计算机模拟等领域的专业知识。QSP模型通过在系统层面整合体外和体内的实验数据以及生理和病理特征，采用基于机制的分析方法，从亚细胞到器官多个尺度定量描述生物学和药理学过程。这种方法有助于深入理解药物在体内的复杂动态行为，揭示药物的作用机制，并优化药物的疗效与安全性。QSP模型不仅能够预测药物与机体之间的复杂相互作用，还能够对临床中观察到的超预期效应进行解释，为药物安全性评价面临的挑战提供了新的解决范式。近年来，QSP模型不断发展，已在毒理学研究领域得到广泛应用，为药物开发过程中的安全性研究提供了创新的思路。本章将通过具体案例分析，探讨QSP模型在候选药物安全性评估中的应用。

2 QSP模型在药物诱导的心血管毒性评价中的应用

2.1 QSP模型在心律失常预测中的应用

药物引起的心律失常可以表现为心动过缓、心动过速、不规则或缺失的心跳，甚至是TdP。TdP是一种罕见但可能致命的室性心律失常，通常由心肌细胞复极钾电流的抑制引起。药物引起的TdP已导致多个药物撤市，也促使ICH在2005年发布了非临床指南S7B和临床指南E14。这些指南建议研究人员在体外研究hERG钾电流阻滞，在体内动物模型中研究Q-T间期延长，并在临床试验中评估药物浓度与Q-T/Q-Tc间期变化之间的关系，籍此降低药物引发的TdP风险[1]。

自ICH-S7B和E14实施以来，尚未有药物因发生TdP而被撤回，证明了这些指导原则对于避免药物引起的心脏毒性提供了有效的方法。然而，延迟整流外向钾电流（I_{Kr}）是控制心室复极的多种离子通道之一，尽管它在延迟复极方面起着关键作用，但钠和（或）钙电流的激活也与TdP的发生密切相关。临床上一些药物在治疗浓度下虽然会阻滞I_{Kr}，但如果其同时阻断晚期钠电流或钙电流，该药物导致TdP的风险也是较低的。此外，临床Q-Tc间期延长仅仅是心律失常的替代指标，并不一定导致TdP产生。因此，体外hERG研究和Q-Tc间期延长方法在特异性上存在不足，这可能导致早期化合物筛选过程中错误地排除了 TdP 风险较低的候选药物，或者导致获批上市的药物面临不恰当的心脏毒性风险警告，从而限制其临床应用[2]。

因此，美国 FDA 和相关组织于 2013 年提出了一项重大范式转变，即应用"综合体外促心律失常试验"（comprehensive in vitro proarrhythmia assay，CiPA）风险评估方法。CiPA 是一种对 TdP 发生机制理解基础上构建的心脏安全性评价方法，它通过在体外模型（如离子通道的体外膜片钳技术）中测量药物对人心室关键离子通道电流的影响，结合计算机模型整合这些电生理效应，确定药物对心脏动作电位的净效应。此外，该方法还倡导通过人源心肌细胞（如人干细胞诱导分化心肌细胞）对预测的电生理效应进行验证[3]。事实上，CiPA 技术的核心是建立 QSP 模型作为心脏电生理的研究平台，借助该平台整合多个离子通道的膜片钳数据，计算药物对心脏动作电位的净效应，并据此评估药物在患者体内引发 TdP 的风险。

CiPA 工作组通过综合比较，最终以 O'Hara-Rudy（ORd）模型[4]为基础，建立了描述人类心肌细胞电生理机制的 QSP 模型（图 8-1）。ORd 模型将心肌细胞分为肌浆、连接型肌浆网、网络型肌浆网以及 T 管附近空间四个隔室以研究心室动作电位。流入肌浆的电流包括：快速和迟发 Na^+ 电流，瞬时外向 K^+ 电流，快速延迟整流 K^+ 电流，缓慢延迟整流 K^+ 电流，内向整流 K^+ 电流，Na^+/Ca^{2+} 交换电流，Na^+/K^+ 泵电流，背景电流，以及肌膜 Ca^{2+} 泵电流。流入 T 管附近的空间的电流有：L 型 Ca^{2+} 电流和 Na^+/Ca^{2+} 交换电流。离子扩散过程包括：通过 Ryanodine 受体的 Ca^{2+} 扩散、肌浆网到连接型肌浆网的 Ca^{2+} 转运、通过 SERCA2a 蛋白吸收进入网络型肌浆网的 Ca^{2+}，以及从 T 管附近空间扩散到肌浆的 Na^+、K^+ 和 Ca^{2+}。细胞内的 Ca^{2+} 可与钙调蛋白、肌钙蛋白、钙库蛋白、肌浆网和肌膜上 Ca^{2+} 的阴离子结合位点结合。

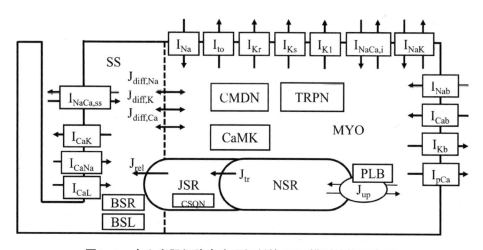

图 8-1　人心室肌细胞电生理机制的 QSP 模型结构示意图

注：图片修改自 O'Hara et al.，PLoS Computational Biology，2011，7（5）：e1002061.

在 ORd 模型基础上，CiPA 工作组考虑到药物与 hERG 通道相互作用会受到温度等多种因素的影响，进一步开发了具有通道状态间温度敏感转换的hERG通道动态模型[5]。修改后的hERG模型能够定量重现室温和生理温度下门控过程的变化，包括激活、失活和去活的速率以及电压依赖性变化。当该模型被纳入ORd模型后，动作电位波形和电生理特征的模拟效果得到显著提升。为了验证基于QSP模型的心脏毒性预测准确性，CiPA工作组选择了28种化合物，并将其分为高风险、中风险和低风险三种类型。建立的QSP模型首先以其中的12种药物进行训练，然后以剩余的16种化合物进行独立验证，从而确保CiPA方法能够准确预测药物的TdP风险。目前，CiPA方法已经通过初步验证阶段，正在进行迭代优化，以提供更加可靠的TdP心律失常风险评估工具。这一方法的提出和建立将有效解决当前心脏毒性评价方法特异性不足的问题，有望在药物开发过程中更加准确地评估候选药物的心脏安全性，从而减少药物研发失败率。

2.2 QSP模型在心功能损伤预测中的应用

随着抗肿瘤药物的发展，肿瘤患者生存率和生存期显著提高。然而，许多抗肿瘤药物的疗效往往以牺牲心脏安全为代价。心脏泵血功能下降是抗肿瘤药物最常见的心脏毒性之一，传统的细胞毒类化疗药物导致心功能不可逆损伤，近年来发展起来的靶向治疗药物则主要引起可逆性心功能损伤。抗肿瘤治疗过程中，一旦发生心功能损伤，通常需要患者暂停或中断药物治疗，这无疑将影响药物的抗肿瘤疗效。因此，抗肿瘤药物引起的心功能损伤逐渐受到重视，但如何有效控制这些药物的心脏毒性仍面临巨大挑战。首先，由于心功能损伤指标LVEF敏感性不足，且左心室功能损伤发生率较低，抗肿瘤药物引起的心功能损伤往往难以在早期临床试验中被发现。其次，心血管疾病患者对心肌损伤的代偿能力较差，因此这类患者使用具有心功能损伤作用的药物时，其安全剂量需要进一步优化。最后，抗肿瘤治疗中常采用多药联用策略，这种联合用药可能导致心脏毒性作用的加剧。

针对上述问题，Sang等人建立了QSP模型以研究抗肿瘤药物引起的心功能损伤[6]。抗肿瘤药物通过损伤心肌细胞结构和功能、改变心肌细胞能量代谢、诱导心肌细胞凋亡等作用，导致心肌收缩力下降，从而引起LVEF下降的临床症状。在这一过程中，由于心血管系统具有代偿功能，机体在心肌细胞收缩力下降后可通过神经激素调节机制改变心脏的前负荷和后负荷，维持心脏正常的泵血功能，因此LVEF的下降通常不会立即表现出来，只有当代偿机制失效，无法再维持正常的泵血功能时，LVEF才会出现明显下降。因此，研究抗肿瘤药物对心功能的影响时，必须考虑药物与心肌细胞的相互作用以及心肌功能损伤与心血管系统代偿机制的相互作用。

在Sang等人建立的QSP模型中，研究人员考虑心脏的一次泵血包含收缩与舒张两个阶段，前负荷是指心室收缩前遇到的阻力，可以用舒张末期心肌细胞的拉伸程度，即左心室舒张末期容积（left ventricular end diastolic volume，LVEDV）

进行量化。LVEDV的变化由心肌顺应性、平均动脉压（mean arterial pressure，MAP）和左心室收缩末期容积（left ventricular end systolic volume，LVESV）共同决定。心肌顺应性指心肌细胞收缩与舒张过程中的最大形变能力，顺应性增加时LVESV减小而LVEDV增大。当血压升高时，舒张末期回心血量增加，LVEDV随之增大。根据这一机制，该研究建立的模型中，心肌顺应性和MAP将影响LVEDV的生成，而LVESV则影响LVEDV的消除。LVESV在数值上等于LVEDV与每搏输出量（stroke volume，SV）之间的差值。心脏泵血的后负荷指心室发生收缩后遇到的阻力，代表心室克服外周阻力泵出血液的能力，可通过主动脉压力或外周血管的MAP进行量化。Snelder等人曾建立了一个大鼠的心脏−血流动力学相互作用模型，描述了心率（heart rate，HR）、全身血管阻力（total peripheral resistance，TPR）、SV和MAP之间的相互关系。Sang等人的研究在该模型的基础上进行了优化（图8-2），将MAP在数值上等于HR、TPR与SV三者的乘积。此外，由于血管中的压力感受器的负反馈作用，血压升高时，心脏会减少泵血以维持血流动力学的稳定。因此，HR、TPR和SV会相应减少。根据Snelder等人的研究，血压的负反馈调节作用（FB_{MAP}）随着MAP基线的降低而减弱，因此在Sang等人构建的模型中，研究人员使用每个患者的MAP基线水平（MAP_{base}）对FB_{MAP}参数进行了校正。

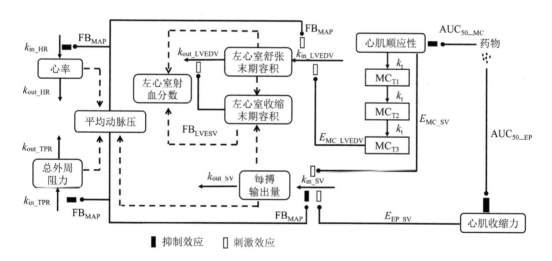

图8-2 心脏前后负荷和心肌收缩力相互关系的QSP模型示意图

注：图片修改自Sang et al., CPT: pharmacometrics & systems pharmacology, 2021, 10（12）: 1512–1524

在细胞尺度中，Sang等人将心肌细胞分为三类：正常细胞、功能损伤细胞以及死亡细胞。正常细胞具有完整的收缩和舒张功能，功能损伤细胞的收缩/舒张功能相对于正常细胞有所下降，而死亡细胞则完全丧失收缩和舒张功能。为了减少模型参数的不确定性，研究人员将正常细胞和功能损伤细胞的收缩能力进行综合评估，使用平均收缩能力进行描述。该参数受到心肌细胞最大收缩能力、ATP含量以及心肌细胞对ATP含量的敏感性共同影响。药物通过多种机制影响心肌细胞的收缩能力，包括损伤细胞的最大收缩能力、改变ATP含量或影响细胞对ATP含量的敏感性。这些变化进而影响心肌的平均收缩能力，并最终影响心脏的泵血功能（图8-3）。

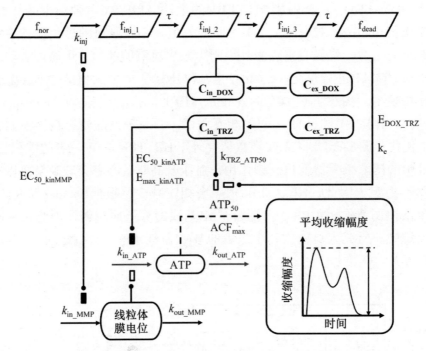

图8-3 药物诱导的心肌收缩功能障碍的潜在机制的毒理动力学模型示意图

注：图片修改自 Sang et al., Pharmaceutical research, 2023, 41（2）: 247-262

在心功能损伤QSP模型建立过程中，由于缺乏合适的临床参数，Sang等人首先研究了多柔比星对不同心血管疾病状态大鼠心功能的影响，并基于此数据估算了心血管系统QSP模型的参数[7]，在此基础上采用种属间比放的方法，将这些参数外推至人体。为验证模型参数的可靠性，研究人员结合临床药动学模型，预测了多柔比星剂量-心功能损伤发生率之间的定量关系。模型不仅准确地预测了多柔比星剂量与心脏毒性发生风险之间的量效关系，还能识别心血管健康和心血管疾病两类肿瘤患者对多柔比星心脏毒性的差异，表明所建立的QSP模型参数设置是合理的。为了获得细胞尺度的模型参数，研究人员选择干细胞诱导分化心肌细胞作为研究对象，考察了多柔比星和（或）曲妥珠单抗对心肌细胞活力、ATP生成以及细胞膜电位的影响。随后，将测定值代入细胞尺度的QSP模型，以估算药物特异性参数。最后，研究人员将细胞尺度QSP模型与系统尺度QSP模型结合，成功地将体外测定的药物对心肌细胞功能的损伤转化为临床心脏毒性的发生风险。在药物心功能损伤作用QSP模型建立后，研究人员根据多柔比星与曲妥珠单抗分别用药、同时用药以及序贯用药的体外研究结果准确预测了两者单独用药以及序贯用药的临床心功能损伤风险。综上，Sang等人开发的模型为预测抗肿瘤药物的心功能损伤作用提供了一个有力工具，尤其在多药联合使用的情况下，有助于优化药物治疗方案，减少心脏毒性的发生。

3 QSP模型在药物性肝损伤预测评价中的应用

药物性肝损伤（drug-induced liver injury，DILI）是由药物或其代谢物引起的肝损伤，是最常见且最严重的药物不良反应之一。DILI可导致患者血清肝酶水平升高，严重时甚至可能引起不可逆转的肝损伤，甚至导致死亡[8]。目前，DILI通常分为固有型和特异质型两类。固有型DILI具有可重复性和剂量依赖性，个体差异较小，临床较为罕见。而特异质型DILI仅在特定个体中发生，表现出复杂的剂量-效应特征，临床表现多样化，个体差异显著且具有不可预测性。

在药物开发过程中，候选药物导致的肝毒性可能危及受试者生命，且通常在进行到Ⅲ期临床试验，有大量患者长期接受药物治疗时才会被发现。由于DILI事件通常伴随血清丙氨酸氨基转移酶（alanine aminotransferase，ALT）的升高，因此临床试验中通常将ALT升高作为肝毒性发生的预测指标。然而，一些并不显著影响肝脏安全性的药物也可能导致ALT升高。目前，尚无有效的方法区分良性ALT升高与可能预示严重肝损伤的ALT升高。因此，DILI预测是新药研发和监管过程中面临的共同难题。为此，DILIsym模型应运而生。DILIsym是由学术界、美国FDA和多家制药公司合作开发的QSP模型[9]，旨在预测候选药物的肝毒性。该模型采用一系列微分方程，描述了药物以及其他物质在细胞、组织以及器官水平对肝脏的影响。关于DILIsym模型的详细介绍，请参见第十章。

4 QSP模型在药物性肾损伤预测评价中的应用

在药物开发过程中，药物性肾损伤主要是通过临床前动物毒理学的组织病理学检查进行评估。临床试验中，研究者常通过血清肌酐、血尿素氮等生物标志物对候选药物的肾损伤风险进行评估。然而，这些生物标志物的敏感性和特异性较差。例如，某些候选药物可能通过抑制肾脏中特定的转运蛋白，导致血清肌酐水平升高，从而被误判为药物性肾损伤，这种"假阳性"可能导致候选药物终止开发。近年来发现尿中多种新型生物标志物如 α-谷胱甘肽 S-转移酶（alpha class glutathione S-transferase，αGST）、肾损伤分子-1（kidney injury molecule 1，Kim-1）、白蛋白等在早期检测和准确预测药物性肾损伤方面具有潜力。然而，不同生物标志物变化的时间进程差异很大，如何应用上述生物标志物进行肾损伤评估和预测是业内面临的一大挑战。

近端小管上皮细胞在药物的主动运输和代谢过程中发挥了重要作用，相比其他细胞更易受到肾毒性物质的损伤，因此药物性肾损伤的主要损伤部位通常是近端小管。现有研究认为药物可能导致近端小管上皮细胞发生细微且可逆的细胞结构变化，如刷状缘脱落和细胞极性改变。受损细胞在一定条件下可恢复为正常细胞，但若损伤足够严重，则可能发生不可逆的变化，导致细胞死亡。随着肾小管细胞的死亡，邻近的活细胞通过去分化和增殖过程促进正常上皮再生[10]。在这一过程中，上皮细胞会表达并释放信号分子（如上调Kim-1），其重吸收/分泌功能受到损伤（如白蛋白的重吸收减少）或胞内的溶质内容物（如αGST）被释放到小管腔中，最终导致尿液生物标志物发生变化。因此，尿液 Kim-1、αGST、白蛋白和葡萄糖等生物标志物能够提供有关细胞损伤和组织病理学变化的具体信息，并反映肾损伤的严重程度。研究还表明，不同生物标志物对不同药物的反应在时间顺序上有所不同。因此，尿液中生物标志物的变化可为肾损伤及其导致的器官功能障碍提供有价值的信息。

QSP模型能够将观察到的尿液生物标志物变化与细胞、器官及系统层面的潜在病理生理过程联系起来，从而帮助评估局部损伤及器官功能障碍的机制、程度及其具体变化过程，为理解候选药物的肾损伤风险提供支持。考虑到药物性肾损伤的主要机制是药物诱导近端小管上皮细胞的损伤或死亡，从而导致肾脏的排泄功能受损，因此，在构建QSP模型时，需要在细胞水平描述药物诱导的近端小管上皮细胞损伤或死亡，进而导致近端小管功能改变；同时，还需要描述近端小管功能改变对肾脏生理学和体液调节的影响。

Hallow 等人此前曾建立了一个描述肾脏生理学和体液调节的QSP模型：该模型假设肾脏由多个平行的肾单位组成，每个肾单位分别描述了肾小球滤过、沿肾小管的重吸收以及未吸收物质的排泄[10]。肾单位对钠和水的吸收和排泄之间的平衡决定了机体的血容量、细胞外液体积和血压。此外，模型还包括了一些关键的反馈机制用于描述水和钠的排泄过程，例如管–球反馈（tubuloglomerular feedback，TGF）及加压素和肾素–血管紧张素–醛固酮系统的调节作用。在近端小管上皮细胞损伤/死亡的细胞模块中，研究人员将近端小管上皮细胞分为3类：功能性正常细胞、受损细胞和死亡细胞。在任何特定时间点，每个细胞群体所占比例并不相同，但其总和为1。不同细胞群之间通过细胞损伤、细胞恢复、细胞死亡以及细胞再生四个过程进行联系。细胞损伤表现为刷状缘脱落和极性的丧失，导致钠和水的重吸收受损。当药物浓度超过最低损伤浓度时，细胞将开始损伤。细胞恢复意味着细胞刷状缘和极性的恢复，细胞重吸收功能恢复正常。细胞死亡代表细胞完全丧失活力，细胞质内容物（包括 αGST）释放到小管腔中，细胞功能（包括白蛋白和葡萄糖重吸收）完全丧失。细胞再生则是指通过周围细胞的肥大和增生，使得丢失的细胞功能得以恢复。随着死细胞数量的增加，近端小管上皮细胞可能因细胞间的接触减少而导致增殖率提高（图8-4）。

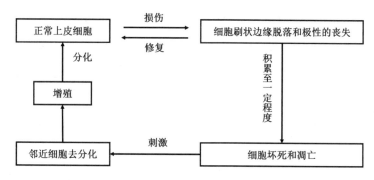

图8-4 Hallow等人建立的QSP模型中有关急性肾损伤相关机制的过程示意图

近端小管上皮细胞损伤和死亡会导致肾小管功能及生物标志物的变化，因此，该QSP模型将细胞损伤和死亡分数与相关的生物标志物变化联系起来。例如，尿液中αGST的排泄量通常很小，但在急性肾损伤期间会显著增加。该QSP模型假设释放到小管腔中的αGST都被排出体外，细胞死亡对αGST排泄的影响与死亡细胞的比例有关。考虑到几乎所有滤过的白蛋白和葡萄糖都会通过内吞作用被近端小管重吸收，但死细胞无法重吸收这些物质，因此近端小管对白蛋白和葡萄糖的重吸收受到死细胞比例的影响。

研究人员在动物实验中观察到，低剂量顺铂（1mg/kg）对尿液中葡萄糖排泄的影响远低于较高剂量（2.5mg/kg）的顺铂，这表明近端小管具有过度的葡萄糖重吸收能力。当肾毒性药物给药剂量较小时，细胞死亡较少，近端小管通过代偿作用提高葡萄糖的重吸收。因此，Hallow等人的模型采用非线性方程描述细胞死亡对近端小管葡萄糖重吸收率的影响。与尿液中葡萄糖排泄不同的是，αGST和白蛋白的变化表现出更强的剂量依赖性，可采用线性模型描述药物对上述两个生物标志物的影响。此外，尿液中的Kim-1通常很少，但在急性肾损伤期间会显著增加。Kim-1的峰值出现时间通常晚于αGST、白蛋白和葡萄糖等生物标志物。这一结果表明，虽然再生细胞已经恢复了白蛋白和葡萄糖的重吸收能力，但尚未完全分化成正常细胞。由于近端小管的水重吸收是等渗的，因此Na的重吸收会伴随水的重吸收而变化，这会影响肾脏的血流动力学，最终改变肾小球滤过率（glomerular filtration rate，GFR）。肾损伤引起近端小管中水重吸收减少将增加近端小管和鲍曼氏腔压力，这会抵消滤过压力并降低GFR。此外，当近端重吸收的钠较少时，更多的钠会被输送到致密斑，从而触发TGF，导致传入小动脉收缩并进一步降低GFR。因此，损伤引起的近端小管钠和水重吸收减少往往会直接增加尿液排泄量，但对GFR的间接影响往往会降低尿液排泄量。在Hallow等人的研究中，QSP模型所预测的总尿量反映了两种机制的综合作用。

肌酐可经肾小球自由滤过，且不会在小管中重新吸收，约15%的肌酐排泄是由近端小管上皮细胞分泌到小管腔中产生的。QSP模型分析指出，顺铂引起的近端小管损伤可通过两种方式增加血清肌酐：①损伤引起的近端小管钠和水重吸收减少将导致肾脏血流动力学改变，从而抑制GFR并减少肾脏对肌酐的过滤；②顺铂通过干扰有机阳离子转运蛋白直接减少小管对肌酐的分泌。Hallow等人建立的QSP模型为基于多个生物标志物综合探索药物性肾损伤提供了新的模拟方法和思路（图8-5）。

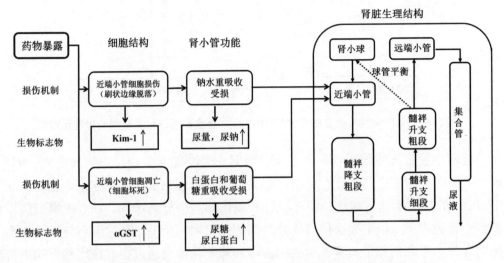

图8-5　Hallow等人建立的QSP模型中生理架构与细胞损伤机制示意图

5　QSP模型在药物相关血液毒性中的应用

细胞毒类抗肿瘤药物通过抑制肿瘤细胞的生长发挥抗肿瘤效应，但这一作用同时也会抑制骨髓的生长，破坏血细胞生成，进而导致血液毒性。因此，肿瘤患者在接受细胞毒类药物治疗时往往会发生血小板、白细胞减少等不良反应，这可能导致治疗延迟或中断，从而影响抗肿瘤治疗的成功率。在临床实践中，药物引起的骨髓抑制主要是通过监测血细胞计数的变化进行评估。

然而，造血是一个动态的过程，涉及复杂的细胞级联分化。虽然血细胞计数是一个容易获得的临床指标，但其变化往往具有滞后性，通常需要多个治疗周期才能观察到药物对血细胞的影响，因此无法及时发现药物引起的骨髓抑制作用。对于具有骨髓抑制作用的药物，临床前研究可以直接测定药物对骨髓的抑制作用，但由于大鼠和人之间存在种属差异，造血系统中各分支的细胞动力学及其相互作用不同，临床前研究结果难以直接转化到临床。因此，Fornari等人构建了一个骨髓造血QSP模型以研究药物对骨髓的抑制作用，并通过种属间比放预测不同药物对患者血液毒性的影响[11]。

该骨髓造血QSP模型以骨髓造血干细胞和多能祖细胞为起源，将造血过程描述为一组以分支形式连接的隔室，包括中性粒细胞、单核细胞、血小板和红细胞分支。在每个分支内，细胞根据其分化阶段被进一步分为祖细胞、过渡细胞和成熟细胞三个隔室，模型通过描述每个隔室中细胞数量的变化，揭示了血细胞生成过程的动态变化（图8-6）。

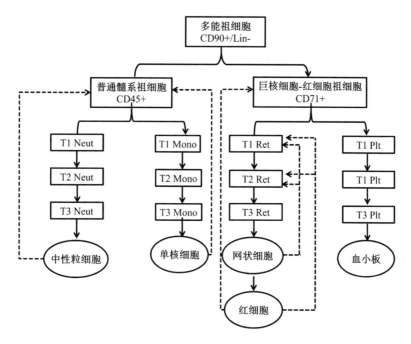

图8-6　骨髓祖细胞和多系成熟血细胞变化的关系结构图

注：图片修改自Fornari et al.，CPT：pharmacometrics & systems pharmacology，2019，8（11）：858-868

　　该模型描述了造血系统中细胞的增殖和分化，并通过各隔室之间的细胞流动平衡来维持机体血细胞的稳态，或者在受到外源性扰动（如药物）时血细胞如何恢复稳态。在该模型中，假设所有的血细胞都来源于多能祖细胞，而造血干细胞则通过反馈机制影响其分化为多能祖细胞的速率。多能祖细胞可分化为髓系祖细胞和巨核细胞−红细胞祖细胞，髓系祖细胞进一步分化为中性粒细胞和单核细胞，巨核细胞−红细胞祖细胞则分化为网织红细胞和血小板。对于中性粒细胞和单核细胞，模型通过三个非增殖的转导房室描述它们的成熟过程；对于网织红细胞和血小板，则采用两个增殖转导房室和一个非增殖的转导房室来描述它们的成熟过程。最终，这些分化成熟的细胞会被释放进入血液循坏。在上述过程中，血液中的中性粒细胞和单核细胞将通过反馈机制调节多能祖细胞分化为髓系祖细胞的过程，而血液中的红细胞和血小板将反馈调节祖细胞向巨核细胞−红细胞祖细胞的分化过程。巨核细胞−红细胞祖细胞分化为网织红细胞和血小板过程也受到血液中红细胞和血小板的反馈调节。此外，药物效应主要影响具有增殖能力的细胞群体，例如多能祖细胞的生成、髓系祖细胞和巨核细胞−红细胞祖细胞的生成，以及巨核细胞−红细胞祖细胞向红细胞和血小板分化过程中的增殖房室。

　　以化疗药物卡铂为例，通过大鼠临床前研究获得了卡铂对大鼠骨髓以及血细胞抑制的数据后，Fornari等人计算了所有隔室中细胞的数量、各隔室的输入与输出数据、反馈效应强度以及药物效应参数。考虑到人体与大鼠在血液细胞数量上的差异，研究人员对相应的模型参数进行了种属间比放，并基于QSP模型分析解释了人类和大鼠骨髓细胞对卡铂敏感性的差异。该QSP模型还可以描述药物在分子水平的效应，例如，模拟药物通过损伤特定祖细胞DNA或通过抑制DNA损伤修复机制引发的血液学毒性，并据此定量预测化疗期间使用辅助疗法对药物血液毒性的临床保护作用。

6 总结与展望

药物与人体之间存在复杂的相互作用，药物的毒性不仅取决于其对单一靶点的调节，还受到药物在靶点的分布、对其他通路的调节、机体的代偿或反馈作用、患者靶点的表达水平、基础疾病等因素的影响。此外，患者个体差异也会对药物的毒性产生显著影响。依赖单一指标来评估药物的安全性往往存在敏感性和（或）特异性不足的问题，这可能导致"假阳性"结果而错误地终止潜在药物的开发，或者在早期研究中忽视候选药物的潜在毒性，进而导致晚期临床试验失败。因此，QSP模型的研究思路为药物安全性评价提供了一个信息整合的平台，可从分子、细胞、器官、系统等多尺度水平描述药物的处置、药物与多个靶点的相互作用、生理病理特征以及患者个体差异。因此，QSP模型出色的预测和分析能力已使其成为了药物开发和安全性评估中不可或缺的工具。

未来，QSP模型在药物安全性预测以及减少临床试验安全性风险方面将具有如下维度的应用价值与潜力。

（1）药物毒性的体外–体内转化　应用基于QSP模型结合体外筛选实验数据预测候选化合物的体内毒性，通过临床前毒理学研究验证模型预测结果，并将临床前实验结果转化为临床毒性风险预测（如血液毒性研究案例），为临床试验的剂量选择提供依据。

（2）排除药物毒性"假阳性"　对于敏感性高和特异性低的毒性评价方法（如hERG离子通道实验），QSP模型能够检验候选药物毒性的"假阳性"可能性，减少误判。

（3）毒性筛选多指标整合　当缺乏高敏感性和高特异性的毒性指标时（如肾毒性），QSP模型可以整合多个生物标志物共同预测候选药物的毒性，帮助构建更为准确的毒性预测方法。

（4）毒性敏感人群的筛选　根据不同患者生理病理特征调整QSP模型参数，模拟药物在不同人群（如肝功能不全患者、儿童等）中的毒性风险（如心功能损伤案例），从而识别潜在的毒性敏感人群。

（5）降低药物的不良反应风险　对于存在不良反应风险的药物，QSP模型可以模拟不同剂量和给药频次下药物不良反应发生的风险，为给药方案调整提供参考。此外，也可以模拟不同药物联用时对毒性相关通路的调节作用，预测联用药物的毒性风险，从而为药物联用的安全性评估提供支持（如心功能损伤案例）。

综上所述，QSP模型在不良反应研究中的应用为药物开发过程提供了重要的支持。它不仅提高了新药安全性评估的准确性，还为药物剂量优化和个体化治疗提供了科学依据，对于改善药物开发和临床用药过程中的安全性问题具有重要意义。

》》参考文献

1. Li ZH, Garnett C, Strauss DG. Quantitative Systems Pharmacology Models for a New International Cardiac Safety Regulatory Paradigm: An Overview of the Comprehensive In Vitro Proarrhythmia Assay In Silico Modeling Approach [J]. CPT: Pharmacometrics & Systems Pharmacology, 2019, 8(6): 371–379.

2. Li Z, Mirams GR, Yoshinaga T, et al. General Principles for the Validation of Proarrhythmia Risk Prediction Models: An Extension of the CiPA In Silico Strategy [J].Clinical pharmacology and therapeutics, 2020, 107(1): 102–111.

3. Colatsky T, Fermini B, Gintant G, et al. The comprehensive in vitro proarrhythmia assay(CiPA) initiative—update on progress [J]. Journal of pharmacological and toxicological methods, 2016, 81: 15–20.

4. O'Hara T, Virag L, Varro A, et al. Simulation of the undiseased human cardiac ventricular action potential: model formulation and experimental validation [J]. PLoS Computational Biology, 2011, 7(5): e1002061.

5. Li Z, Dutta S, Sheng J, et al. Improving the In Silico Assessment of Proarrhythmia Risk by Combining hERG(Human Ether-à-go-go-Related Gene)Channel-Drug Binding Kinetics and Multichannel Pharmacology [J]. Circulation. Arrhythmia and electrophysiology, 2017, 10(2): e004628.

6. Sang L, Yuan Y, Zhou Y, et al. A quantitative systems pharmacology approach to predict the safe-equivalent dose of doxorubicin in patients with cardiovascular comorbidity [J]. CPT: pharmacometrics & systems pharmacology, 2021, 10(12): 1512–1524.

7. Sang L, Zhou Z, Luo S, et al. An In Silico Platform to Predict Cardiotoxicity Risk of Anti-tumor Drug Combination with hiPSC-CMs Based In Vitro Study [J]. Pharmaceutical research, 2023, 41(2): 247–262.

8. Watkins PB. Quantitative Systems Toxicology and Drug Development: The DILIsym Experience [J]. Methods in molecular biology(Clifton, N.J.), 2022, 2486:181–196.

9. Watkins PB. The DILI-sim Initiative: Insights into Hepatotoxicity Mechanisms and Biomarker Interpretation[J]. Clinical and translational science, 2019, 12(2): 122–129.

10. Gebremichael Y, Lu J, Shankaran H, et al. Multiscale Mathematical Model of Drug-Induced Proximal Tubule Injury: Linking Urinary Biomarkers to Epithelial Cell Injury and Renal Dysfunction [J]. Toxicological sciences: an official journal of the Society of Toxicology, 2018, 162(1): 200–211.

11. Fornari C, O'Connor LO, Pin C, et al. Quantifying Drug-Induced Bone Marrow Toxicity Using a Novel Haematopoiesis Systems Pharmacology Model[J]. CPT: pharmacometrics & systems pharmacology, 2019, 8(11): 858–868.

第九章 《《《《

定量系统药理学模型在创新药物监管决策中的应用

高丽丽[1]，魏春敏[1]

1　国家药品监督管理局药品审评中心

定量系统药理学（QSP）模型能够机制性地整合候选药物调控的多尺度生理病理靶点、生物网络以及其中的关键分子，并以定量的方式与目标疾病的药效学生物标志物和临床终点相连接，相比经典的药代动力学/药效学模型，可更全面地模拟药物在疾病中的药理作用机制细节，更准确地表征和预测药物的治疗反应。因此，QSP模型已被越来越多地用于支持创新药物的临床申报与监管决策，主要监管审评应用场景包括肿瘤、自身免疫性疾病、内分泌和代谢性疾病等各大治疗领域中的药物剂量选择、给药方案优化，以及罕见病药物的临床试验设计和有效性/安全性评价等。本章将对QSP模型在创新药物监管决策中的应用进行详细阐述与讨论。

1　定量系统药理学模型支持药品监管决策的全球进展

近年来，QSP建模在支持全球新药注册申请与监管决策中发挥着愈加关键的作用。美国FDA于2021年和2024年公开发表的两份资料显示[1, 2]，其收到包含QSP建模分析的新药申请数量已从2013年的不到5项增长至2023年的逾80项（涵盖新药临床试验申请–IND、新药上市申请–NDA和生物制品上市许可申请–BLA）。其中，QSP建模支持的主要药品种类为小分子药物和生物制品，单药治疗和联合治疗均有应用；QSP建模支持的适应症主要包括恶性肿瘤（包括血液瘤）、内分泌系统疾病、感染类疾病、神经系统疾病等各大疾病领域，而以肿瘤为最（实体瘤和血液瘤共占所有疾病案例的50%）。美国FDA统计的QSP模型应用场景涵盖了药物临床研发的全部阶段：其中Ⅰ期阶段应用约占30%，Ⅱ期、Ⅲ期和NDA/BLA提交分别贡献了35%、18%和10%。

在美国FDA收到的QSP建模应用申请中，与有效性分析相关的申请占大多数，其余主要为支持安全性分析。在与有效性分析相关的申请中，约97%的申请与剂量有关，包括设计Ⅰ期剂量探索和剂量递增研究（27.2%）、设计Ⅱ期剂量范围研究（38.8%）、支持Ⅲ期剂量选择和儿科研究计划（18.4%）、支持NDA/BLA申报中的给药方案（7.8%）以及支持NDA/BLA补充材料（4.9%）（包括针对相同适应症的新给药方案或针对相关疾病的新申请适应症的相同给药方案）。另一方面，安全性分析的QSP模型应用（约占提交总数的三分之一）主要包括预测药物诱导肝毒性、细胞因子释放综合征（如双特异性抗体诱导），以及各种其他不良反应（如骨密度相关问题、心脏毒性等）。总而言之，上述美国FDA论文的作者们认可QSP模型在指导和设计新药临床试验方面所发挥的广泛重要作用。

2 QSP模型支持药品监管决策的代表性案例

2014年9月12日，美国FDA内分泌和代谢药物咨询委员会召开会议，讨论生物制剂上市许可申请（BLA 125511），拟议商品名NATPARA（重组人甲状旁腺激素）申请用于替代内源性甲状旁腺激素和长期治疗甲状旁腺功能低下的现有临床数据是否支持该产品上市，同时对NATPARA给药方案进行了充分的临床药理学评估[3]。审评员通过QSP建模和模型模拟提出了关键建议"剂量方案应进一步优化，以解决高钙尿症的安全性问题"。这是全球药品监管机构首次将QSP模型的应用扩展到早期临床研究之外，标志着QSP模型应用范围的延伸，同时也是QSP模型应用趋于成熟的分水岭时刻。

NATPARA是一种甲状旁腺激素，用于控制甲状旁腺功能减退症患者的低钙血症。甲状旁腺功能减退症是一种罕见的疾病，其特征是甲状旁腺激素水平低，不足以维持正常的血钙浓度。如果严重，低钙血症会导致手足搐搦、癫痫发作或心律失常。长期并发症包括慢性低钙血症和低磷酸症、低骨转换和慢性高钙尿症。慢性高钙尿可导致肾钙化症、进行性肾损害或肾结石。

NATPARA的已有临床试验结果表明，尽管每日一次给药在维持正常血钙水平的同时有效减少了患者对钙和维生素D的补充需求，但该给药方案对高钙尿控制不足。这主要是由于NATPARA的半衰期短（约3小时），导致甲状旁腺激素浓度在10~12小时内恢复到基线。因此，不论患者是否达到正常血钙水平，NATPARA对钙再吸收的刺激作用持续时间不足以控制钙的排泄。但由于该药物的既往临床开发计划中并不包括剂量范围研究，因此在关注有效性的关键注册试验中，其药物剂量的选择和优化并未经过详细论证。考虑到钙稳态的生理复杂性和涉及的大量正负反馈机制，以及既往NATPARA临床研究中患者使用了不同剂量的口服钙和维生素D，传统的药动药效建模策略难以准确描述甲状旁腺激素对血钙和尿钙排泄曲线的净影响，因此审评员需要采用基于疾病机制的QSP建模模拟策略来评估不同甲状旁腺激素给药方案对高钙尿的影响[4]。

美国FDA审评员基于早先Peterson等人已发表的钙稳态QSP模型，从整体层面描述了各器官系统包括甲状旁腺及其对应的甲状旁腺激素（parathyroid hormone，PTH）储备和分泌、肾脏、骨骼和肠道等以及人体内的多尺度钙调节机制。审评员基于其研究目的对模型的源代码进行了调整，使得QSP模型能够定量描述单次和多次重组人PTH给药剂量下患者的血浆PTH、骨化三醇、血清钙和24小时尿钙排泄等指标的动态变化。随后，审评员使用NATPARA已完成的药代和药效研究数据（包括C09-002研究和一项IIT研究）对模型进行了外部评估。鉴于原模型在最初构建时并未使用NATPARA的临床数据，审评员基于更新后的机制性QSP模型成功预测了NATPARA的临床数据（包括安慰剂组和给药组的上述四项指标），从而证实了该模型的科学性和适用性。进一步围绕上述临床指标，基于QSP模型的模拟表明，更频繁的给药方案（如将100 μg qd改为50 μg bid）可能在维持正常血钙水平的同时更好地控制高钙尿，提升患者获益。因此，美国FDA建议申办方进行上市后补充试验以评估新的药物剂量和给药方案（如更频繁地给药）的可行性和患者获益。在这个案例中，基于QSP模型的模拟填补了重要信息缺口，从而形成了美国FDA对该产品上市后剂量调整试验的最终建议。

Elranatamab-bcmm（商品名ELREXFIO）是一种双特异性T细胞接合器类药物，靶向B细胞成熟抗原（B-cell maturation antigen，BCMA）和CD3，用于治疗成人复发或难治性多发性骨髓瘤患者，其在关键临床试验中的使用剂量是第1天12mg，第4天32mg，第8天76mg，然后每周一次（76mg）直到第24周，应答者可在第25周以后改为每两周给药。在临床疗效数据尚未完全成熟的情况下，研发人员建立了机制QSP模型以进一步探索和预测在具有高或低水平基线可溶性BCMA抗原的患者人群中不同剂量给药方案的有效性，以及对于24周持续缓解患者，当后续原定的QW给药方案转换或不转换为Q2W给药时，患者的潜在应答情况。该QSP模型在经过校准与验证后，可以准确定量表征Elranatamab给药后的体内药代动力学（PK）特征、患者体内相关生物标志物变化（如副蛋白，可溶性BCMA），以及患者层面的临床响应。而后，研究人员基于QSP模型分析，论证了76mg QW皮下注射给药方案可使得虚拟患者群体达到最高的临床缓解率，并且在基线BCMA水平较高的患者亚群中仍可实现较高水平的临床缓解；同时，对于持续至少2个周期实现临床应答为部分缓解或更优的虚拟患者，QSP模型分析指出，在6个周期QW给药后将QW给药转换为Q2W几乎不影响剩余肿瘤细胞数等疗效相关指标，因此该新给药方案具备高临床可行性，而该结论也得到了后续临床数据的验证，从而为该药物的最终临床批准剂量和给药方案提供了支撑证据[5]。

2022年8月，美国FDA批准脂酶类药物Xenpozyme（olipudase alfa-rpcp）用于治疗儿童和成人患者的非中枢神经系统的酸性鞘磷脂酶缺乏症（acid sphingomyelinase deficiency，ASMD）。该药物被设计用来替代患者体内缺乏或缺陷的内源性酶（即酸性鞘磷脂酶），从而帮助患者实现临床缓解。研究人员开发了一个跨尺度QSP模型以机制性描述ASMD疾病进展在该药物作用下的动态变化，包括ASMD生物标志物（脂酶α的药代动力学特征、血浆神经酰胺和溶鞘磷脂水平）和临床终点（脾脏体积，肺一氧化碳弥散量等）。该ASMD QSP模型在经过临床数据校准验证后，被进一步用于定量评估成人和婴幼儿ASMD患者在疾病进展机制和该酶替代药物治疗响应方面的相似程度，并为美国FDA最终批准该药物在成人和婴幼儿患者中的上市使用提供了源于疾病机制和临床模拟的支持性证据[6]。

3 QSP建模中的良好实践

从宏观概念上讲，QSP建模是一种基于数学公式对复杂人体生物学和药理学的动态互作过程进行描述和估测的建模方法，可被用于药物靶标的验证和定量评估候选药物对疾病进展的影响等一系列药物研发应用场景。与任何其他建模方法一样，QSP建模具有固有的不确定性，因此QSP建模人员需要通过严谨的建模过程以及充分的验证以保证模型的科学性和可靠性。通常，在模型开发和论证的不同阶段，研究人员应采用良好的建模实践，以提高模型可信度，减少不确定性和优化QSP建模预测能力[7-9]，具体可包括以下3个方面。

3.1 模型开发和构建

模型开发时，首先要明确模型的预期使用范围、模型规模的复杂度以及与用途相关的决策风险。QSP模型按照其复杂度通常可分为两类：一类为针对特定药物分子开发的适用性模型（fit-for-purpose model），通常其仅涵盖所研究药物相关的作用机制和临床数据。第二类为针对特定治疗领域的疾病平台模型（disease platform model），通常包含多种疾病相关的生理病理机制和药物药理毒理数据，可被持续地迭代和扩展使用以支持治疗领域内的各项不同药物研发需求，而该类平台模型复杂度相对较高。

最大限度地合理纳入候选药物的药效学（PD）机制、生物标志物和临床终点。 无论模型的范围和复杂性如何，在开发模型的整个过程中，建模人员应与学科领域专家保持交流，以确保模型恰当地囊括了疾病病理生理学的关键驱动因素和药物的作用机制，以及针对该药物治疗的核心生物标志物和临床终点。

QSP模型的开发需要根据建模的目标定义模型结构，这一过程需要多学科团队协作并进行大量的调研和论证工作，因为生物系统的固有复杂性使得定义模型结构具有挑战性。临床前QSP模型通常会包括更加全面的生物学分子互作机制，并根据早期药物开发过程中收集的临床前数据（包括体外研究、动物研究）进行校准和验证。然而，由于其定义的临床前生物学互作机制和主要使用的临床前数据与临床之间存在差异，这将带来一定的模型结构和参数值方面的不确定性。在将模型进一步用于预测临床场景时（或重新构建临床QSP模型时），应尽量增加与疾病本身及药物药理毒理相关的生物标志物和临床评价指标，并在药物进入早期临床开发阶段后，收集药效学关联的生物标志物和客观临床终点数据。研究人员应实时结合患者给药后收集的临床数据，探索药物与观察到的药理和PD效应之间的定量关系，进而对临床QSP模型进行校准和验证，以全面提高其在预测临床有效性和安全性方面的可信度。

模型应避免过度复杂但应具有足够的药理和临床意义。模型开发的最终目标是在确定的建模范围内对生物过程进行简洁的数学描述，因此模型开发过程中选择最相关的生物分子，并避免描述不具有信息性的生物过程是非常重要的。PD 生物标志物（及临床终点）与候选药物作用之间的关系可以视为一个包含节点和边线的图，其中包含多样化的内置反馈回路或调节机制。在考虑分子靶点到 PD 生物标志物最短的药理学调控路径同时，不能忽视关键的反馈回路或可以上调或下调目标标志物的间接调节节点。因此，研究人员应采用尽可能简洁但涵盖足够调控机制的模型来描述药物所介导的下游疾病–生物标志物互作网络以及生物标志物与临床终点的关系。此外，临床 QSP 模型的校准和可验证性也一定程度取决于患者响应数据的数量与模型变量和参数数量之间的平衡。因此，临床 QSP 模型不应过度追求复杂度，而应根据可用于模型校准/验证的数据量，针对性地设计 QSP 模型中的药效学靶点、药物作用通路以及药效学级联反应等机制细节。

采用敏感性分析、虚拟患者/虚拟临床试验等方法量化模型不确定性。一般来说，QSP 模型中各个模型参数的初始值和边界值是通过参考文献、临床前研究和较小样本量的临床研究数据来近似估算的。QSP 模型的不确定性程度通常由模型结构的不确定性和单个参数的值/边界的不确定性组合而成。通过参考真实生理病理药理机制以选择模型组分并搭建模型中的互作反应，以及正确地设定模型参数，可有效将模型框定在实验观测的合理生物学调控极限和临床响应界限内。除参数设置外，局部敏感性分析确定了每个单个参数对模型输出的影响，并阐明可识别的参数，以便鉴别和删除冗余参数。全局敏感性分析通过在参数空间范围内将模型输出的不确定性分配给输入因素的不确定性，定量地对单个参数的贡献进行排序，以更加准确确定参数之间的相互作用和鉴定不确定性的来源。

在人体环境下，对于模型所描述的生物系统调控网络，其实际体内细节及其参数往往无法直接获得。因此，对于模型参数，不论它们是如何在实验中精确测量的，都受到用于产生参数值的特定实验条件所关联的直接或间接精度局限性的约束，即模型和参数终将具有一定程度的不准确性或不可避免地存在误差和偏差，这是系统生物学和系统药理学建模的固有特征。因此，研究人员和模型评价人员需要充分关注，即无论模型敏感性分析或不确定性分析的结果如何，其必须是经过详细的校准–验证流程。QSP 模型的校准和验证过程中需尽可能多地使用不同维度的研究数据（包括临床前数据、临床数据、相关药物数据等），从而最大程度支撑模型对于新场景的定量预测能力。

3.2 模型校准和验证

QSP 模型的校准和验证重点是模型能够定量重现和准确预测临床终点数据以及生物标志物数据。疾病平台模型与适用性模型因其复杂度不同，加上与模型应用相关的决策风险也不同，决定了不同类别模型评估的工作流程将有所差异。总体而言，模型校准和验证的程度根据模型将涵盖的机制范围、模型范围内的可用数据量和模型应用阶段而相应变化。当QSP模型应用于早期临床开发时，所研究药物的临床疗效数据尚未可用，因此通常使用相同或相关机制的其他药物的疗效信息来进行校准。

适用性模型通常主要针对特定疾病的特定靶向病理途径和临床药效学生物标志物，可通过利用和整理文献中的数据以及内部数据（如候选药物的临床数据）校准模型，最大限度地减少其在特定应用目标中的不确定性。通常，应充分运用健康受试者的表型和生物标志物测量数据，以及候选药物的早期研究中所产生的患者数据，通过创建虚拟患者群体，预测小型临床试验的患者疗效结果，定量比较预测与患者数据，以校准和验证模型。疾病平台模型包括更广泛的疾病生理病理机制和药物靶点，常通过更加系统的疾病治疗数据（包括围绕不同靶点的药物、不同模式的药物、不同剂量、不同方案、不同药物组合等）对模型进行校准和验证。因此，随着疾病平台模型引入的药理机制和药物临床数据量的增加，疾病平台模型的模型应用范围也会随之增加。

鉴于QSP模型的高度个性化，其评估过程尚未形成统一标准，研究人员通常使用模型的不同参数/结构化（称为虚拟患者）来评价模型的预测性和不确定性。创建虚拟患者群体是模型校准的重要组成部分。一般来说，虚拟患者是模型的单次参数化，多个虚拟患者可组成虚拟患者群体，并可以用于模拟多种治疗干预。虚拟患者的建立通常涉及对参数空间进行采样，并在模拟多种干预措施后，检查该虚拟患者是否可通过一系列表型检查（如PD或临床反应情况）。每项检查中所涉及的反应或生物标志物均可能对应不同的接受标准，研究人员时常会使用实际观察到的临床数据范围作为截断值，从而使得虚拟患者群体能覆盖临床观察的所有范围。通常只有通过所有检查项的虚拟患者才被认为是符合临床观测和可采信的。

在进行表型检查校准后，还需确保模型产生的虚拟患者个体和群体在药物干预下的响应是合理的，如虚拟患者群体所预测的人群响应是否与临床观测数据整体相符。模型预测与实际对应患者中的临床响应及生物标志物数据的定量一致性是校准和验证中的关键考虑因素。此外，还可使用基因表型变异患者的特定临床数据（如获得性或缺失性基因变异），包括疗效和生物标志物的定量变化，来校准并修正QSP模型中涵盖的各项调控机制和补偿通路，这将有效提高模型的质量及其对细分亚群患者的预测能力。

总之，由于人体生物系统的复杂性，基于知识和证据驱动的QSP建模虽然可以通过反复校准和验证来预测候选药物的临床结果，但围绕模型不确定性方面，研究人员需综合运用药物全生命周期的数据校准验证模型，持续改进模型并优化模型预测性能，尽可能将模型不确定性最小化。

3.3　模型预测与分析

研究人员需要基于QSP建模研究的目的，为其预测的临床试验结果综合预设可接受/不可接受的定量标准。当QSP预测结果作为支持后期开发过程中关键决策的主要证据时，应基于其更高的决策风险设定相对严格的接受标准。对于QSP模型预测的接受标准，需要整体性参考PD生物标志物的临床变异性以及PK的变异性进行设定；同时，研究人员需要为每个模型应用场景及其相关的决策风险分别定义并预先确定模型模拟结果可接受的定量和统计标准。通常，QSP模型会借助虚拟临床试验进行临床剂量、组合和药效方面的预测分析：基于模型所创建的虚拟患者个体和群体，研究人员需要针对患者临床治疗响应等进行充分模拟预测并获得模型预测的置信区间。虚拟患者群体的样本量应足够大，以充分捕获实际患者基线和治疗后的临床表型特征，并能展现临床人群中所观察到的相关生理病理异质性，从而最大化增强模型的可信度以优化临床试验设计和预测候选药物的有效性和安全性。

在运用临床数据对虚拟患者群体进行校准并达到预设的接受标准后，即可使用该验证过的虚拟患者群体进行临床预测。同时，研究人员也应积极地使用后续不断获得的临床数据对QSP模型的预测进行回顾性比较并做相应模型优化（包括模型结构和参数），以不断提高模型的预测能力。

总体而言，QSP建模面临的客观挑战包括复杂的模型结构、对多模态高质量数据的收集和分析、模型预测的验证标准以及对模型决策风险的评价等方面。如所有数学模型一样，QSP模型模拟在新药研发中的应用也将具有一定程度的风险，需具体根据模型所要回答的问题、模型的决策影响等进行综合评估[10]。制药企业、药品监管机构和高校等各方仍需共同努力以进一步形成科学合理的QSP建模方法和模型评价共识，从而实现QSP建模在新药研发领域中更加广泛的应用。

4　QSP模型支持药物监管决策的考量

当前药品监管机构对模型的评价，主要围绕模型可以解决的药物临床申报具体问题展开。研究人员应在使用目标定义明确的前提下开发和评估模型，并考虑到监管申报时的具体模型决策影响以及模型不稳健和不确定性可能导致相关决策的后果[11]。

4.1　QSP模型可信度评估

可采用基于风险的、多层次的评估框架评价模型可信度，在立项–校准–验证–分析–决策的框架内，对模型使用背景、监管决策影响和基于风险的分析等方面进行评价（图9–1）。该可信度评估框架提供了一种适用于科学监管的实用性QSP模型评估方法，以全面综合的方式指导模型和模拟的分步评估过程。

可信度评估框架包括以下要点。

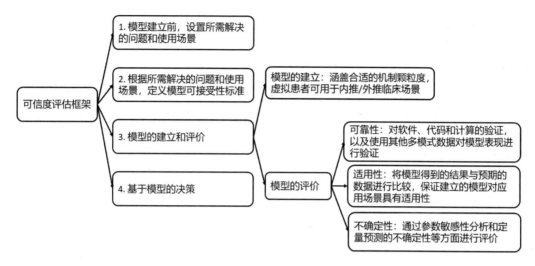

图9-1 QSP模型可信度评估的考量要素

4.1.1 描述要解决的问题和使用场景

研究人员需要清晰地描述所要解决的科学问题。如果涉及多个问题，则应单独说明每个问题。当确定了所需回答的问题，下一步是针对每个问题采用合适的建模思路，包括QSP模型开发路径和评估可用数据的方案。

4.1.2 根据所需回答的问题和使用场景定义模型可接受性标准

模型使用场景和可用的模型评估工具决定了模型可接受性标准。建议研究人员在QSP建模的计划阶段，预先设置模型可接受性标准，以及计划用于模型评估的方法。对于提交至监管的文件，应考虑监管部门对所设置标准的接受程度，以及可能的应用场景。

对于所提交的模型分析材料，需要考虑其对监管决策的影响。对于潜在监管影响较高的情形，如采用模型支持临床试验豁免时，可接受性标准需要从以下方面来考虑：软件平台需经过验证、代码表示的数学模型是适当的、模型参数的来源和数值是公开和经过证明的，以及模型预测的有效性及安全性需考量模型涵盖的不确定性并定量描述其对模拟结果的影响。

当模型回答问题的关键证据来自于非模拟证据（如实际临床数据），建模模拟数据预期仅发挥描述解释性作用时，监管影响较低。当QSP模型模拟结果构成目标回答问题的关键证据源时（如取代临床试验中产生的数据结论），则认为对监管决策影响较大。中等监管决策影响介于以上两者之间，即建模结果可称为临床数据的补充证据。

4.1.3 模型的建立和评价

一般来说，在构建模型应用于临床转化预测时，通常涉及在模型中合理地假设机制，使模型实现足够的系统层面生物异质性和不确定性，以及描述多样化的数据。在模型衍生的虚拟患者个体和群体方面，一般应通过来自临床患者的多尺度和多模式数据（临床特征、组学、环境和社会数据）不断优化虚拟患者的治疗响应，以提高QSP模型和虚拟患者群体的预测能力。

在完成上述工作后，研究人员需要对模型进行评价，包括模型的可靠性、适用性以及不确定性等方面。模型可靠性可从对软件、代码和计算的验证，以及使用其他多模式数据对模型进行验证等方面进行考察。由于生物医学过程通常跨越多个尺度，同时这些尺度错综复杂地耦合在一起，使得QSP模型有时会由不同尺度的多个子模型共同组成。因此，在模型的可靠性方面，需要总体考虑模型结构的合理性（子模块）、使用的数据质量、对于内部和外部实验数据的描述预测能力，以及模型验证是否成功、模型对预期应用场景的适用性等。研究人员需要围绕以上要点，实时审查并更新优化模型内涵以最大程度提升模型的可靠性。

模型评价也应关注模型的不确定性，具体可从定量不确定性（量化模型输入的不确定性对模型输出结果不确定性的影响）和敏感性分析（研究哪些输入和参数对模型输出的影响最大）两方面进行评价，以及通过考察虚拟患者群体的输出结果以评估模型预测结论的变异度和不确定性，从而提升研究人员对模型预测稳健性的了解，进而做出有根据的决策。

4.2 基于风险的决策结果分析

QSP模型的监管影响总体包括模型对决策的影响（模型影响）和基于模型的错误决策导致的不良后果（决策后果）。模型影响和决策后果越高，模型风险越高。此外，还需适当考虑模型分析时不容易预测到的真实世界试验和人为错误（例如临床剂量使用错误、患者依从性问题等）。因此，量化潜在的模型相关不确定性并评估这些不确定性对目标患者群体在有效性和安全性方面的影响，可有效支撑QSP模型应用于临床申报的关键目标，即论证模型预测出的给药方案或策略有望达到预期临床效果。随着临床试验阶段新生成的数据越来越多，研究人员应实时加以利用以减少模型的不确定性，进一步降低模型风险和增加模型应用于新药研发的信心。总之，研究人员应在建模和分析过程中充分考虑模型决策风险的评估要点，明确记录相关假设、输入输出数据、模型构建和模拟的实施步骤等，并与监管机构持续沟通。

4.3 应用场景

药品监管机构通常要求制药企业所递交的模型分析资料在具体使用背景、预设研发目标、监管决策影响等方面是科学合理的。目前递交监管机构的QSP模型主要围绕预测临床有效性以支持药物剂量和给药方案设计（包括单药和药物组合治疗），以及部分QSP模型用于支持药物临床安全性方面的评价。通常监管机构要求研究人员在建模时采用高质量的数据，并提供高质量的模型验证证据。

5 QSP模型支持监管决策的展望

药品监管科学是基于科学证据和患者用药需求作出科学决策的过程。监管机构聚焦国际科学前沿技术领域，持续推进科学工具向监管科学工具的转化。模型引导的方法可为药品审评中面临的创新药物临床试验剂量选择、风险获益评估等方面提供支持信息，以支持监管决策和提升药品监管效率[12, 13]。

QSP模型的优势之一是能够机制性预测临床疗效相关的多种PD生物标志物和实际临床试验中的观测终点，因此在创新药物的性质设计与优化、首次人体临床试验剂量推算、关键临床试验给药剂量选择优化、特殊人群临床试验设计及安全有效性评价等多个研发和监管场景中，QSP模型分析具有重要价值。高质量的QSP模型不仅可以回答针对药物研发需要解决的科学问题，还可以持续应用于新药研发多个阶段或整合到更大的疾病-药物相互作用疾病平台模型中。制药企业可以此作为切入点，如围绕已构建的疾病平台模型针对性地研发特定疾病通路网络中的新药物和新组合疗法（这些药物的靶点已在平台模型的机制结构中），从而可以高效利用疾病平台模型对拟研发药物和疗法进行前瞻性评价，以支持药物开发早期的内部与外部决策。此外，此类新获得数据可实时对疾病平台模型进一步校准和验证，进而提高整体平台模型的可信度和应用价值，不断丰富平台模型的内涵，形成正向反馈。而适用性QSP模型复杂度相对较小（相较于平台模型），鼓励制药企业针对性地运用已发表的QSP模型（并进行修改），并围绕具体研发目标收集体外或临床前数据，通过预测临床疗效数据支持研发决策。

在罕见病领域，由于可用于临床试验的患者数量较少，同时疾病异质性、疾病自然史特征不明确等因素，其药物开发具有独特的挑战性。因此，罕见病药物研发尤其需要创新的模型工具和方法如机制性QSP模型来克服这些挑战。

多维数据可以为罕见病的QSP建模提供重要数据信息，如罕见病在分子水平上的定量变化（如酶或受体活性变化）、细胞水平上的形态或数量变化、与疾病有关的器官功能变化，以及与疾病进展相关的生物标志物数据、罕见病进展相关病理变化、自然病史数据（包括个体患者从发病到进展到不同疾病阶段的临床生物标志物测量、表型数据和病理检测结果）等。因此，QSP模型有望从机制层面动态模拟罕见疾病的病理进展，以深入了解其疾病机制和模拟不同剂量的药物反应。QSP模型在罕见病新药研发中具有独特的应用优势，同时也在监管决策中有较多应用，第七章对其进行了详细介绍。

总而言之，QSP模型在罕见病中的独特应用包括指导临床前到临床的转化和剂量优化，临床试验设计（生物标志物选择）以及基于机制的药物安全性评价等[14]。针对罕见病研发中的关键问题之一，即患者群体少，通过建立基于QSP模型和罕见病自然病史数据的虚拟患者队列，可有效模拟不同临床场景（包括不同剂量、不同观测周期等）下的患者疗效，从而补充临床患者数据缺乏的短板，并促进研究人员和监管机构对药物疗效相关生物标志物和临床终点变化规律的解析。

随着我国药品审评审批制度改革的不断深入，期望有更多的国内创新药，特别是复杂难治性疾病及罕见病的治疗药物，在研发阶段采用新方法和新工具，提高药物研发的成功率，在QSP模型支持药物研发和监管决策方面早日取得突破性进展。

》》 参考文献

1. Bai JPF, Earp JC, Florian J, et al. Quantitative systems pharmacology: Landscape analysis of regulatory submissions to the US Food and Drug Administration[J]. CPT Pharmacometrics Syst Pharmacol, 2021, 10(12):1479–1484.

2. Bai JPF, Liu G, Zhao M, et al. Landscape of regulatory quantitative systems pharmacology submissions to the U.S. Food and Drug Administration: An update report[J].CPT Pharmacometrics Syst Pharmacol, 2024, 13(12):p2102.

3. Peterson MC, Riggs MM. FDA Advisory Meeting Clinical Pharmacology Review Utilizes a Quantitative Systems Pharmacology(QSP)Model: A Watershed Moment?[J].CPT Pharmacometrics Syst Pharmacol, 2015, 4(3):e00020.

4. Khurana M, Zadezensky I, Lowy N, et al. Use of a Systems Pharmacology Model Based Approach Toward Dose Optimization of Parathyroid Hormone Therapy in Hypoparathyroidism[J]. Clin Pharmacol Ther, 2019, 105(3):710–718.

5. Elrexfio(elranatamab–bcmm)NDA/BLA Multi–disciplinary Review and Evaluation BLA 761345 Report [R]. US FDA, 2023.

6. Xenpozyme(olipudase alfa–rpcp)BLA 761261 Integrated Review Report [R]. US FDA, 2022.

7. Bai JPF, Earp JC, Strauss DG, et al. A Perspective on Quantitative Systems Pharmacology Applications to Clinical Drug Development[J]. CPT Pharmacometrics Syst Pharmacol, 2020, 9(12):675–677.

8. Bai JPF, Earp JC, Pillai VC. Translational Quantitative Systems Pharmacology in Drug Development: from Current Landscape to Good Practices[J]. AAPS J, 2019, 21(4):72.

9. Bai JPF, Schmidt BJ, Gadkar KG, et al. FDA–Industry Scientific Exchange on assessing quantitative systems pharmacology models in clinical drug development: a meeting report, summary of challenges/gaps, and future perspective[J]. AAPS J, 2021, 23(3):60.

10. Azer K, Kaddi CD, Barrett JS, et al. History and Future Perspectives on the Discipline of Quantitative Systems Pharmacology Modeling and Its Applications[J]. Front Physiol, 2021, 12:637999.

11. Musuamba FT, Skottheim Rusten I, Lesage R, et al. Scientific and regulatory evaluation of mechanistic in silico drug and disease models in drug development: Building model credibility[J]. CPT Pharmacometrics Syst Pharmacol, 2021, 10(8):804–825.

12. 魏春敏, 高丽丽, 贺锐锐, 等. 模型引导方法助力我国创新药物监管决策[J]. 中国食品药品监管, 2024(4):14–19.

13. 李健, 王玉珠, 王骏. 模型引导的药物研发技术在国内制药工业界的实践情况[J]. 中国临床药理学与治疗学, 2024, 29(5):596.

14. Bai JPF, Stinchcomb AL, Wang J, et al. Creating a Roadmap to Quantitative Systems Pharmacology–Informed Rare Disease Drug Development: A Workshop Report[J]. Clin Pharmacol Ther, 2024, 115(2):201–205.

定量系统药理学/毒理学模型在药源性肝损伤中的研究与应用

相小强[1]，何庆烽[1]

1 复旦大学药学院

1 研究背景

定量系统药理学（quantitative systems pharmacology，QSP）或者定量系统毒理学（quantitative systems toxicology，QST）模型是一种机制性定量建模方法：基于多尺度生理病理机制和大量实验数据，模拟并描述生物学通路网络、药物和疾病条件之间的表型互作，最终实现最佳治疗方案的预测。一项基于近期（2019~2021年）QSP/QST平台在药物开发和治疗策略中应用的分析研究表明，免疫肿瘤是最为热门的疾病领域，代谢性疾病和中枢神经系统疾病紧随其后（图10-1）。另一大重点是对于特殊人群以及关键药物不良反应（如药源性肝肾损伤）的研究，同样可以借助QSP/QST模型进行探索[1]。

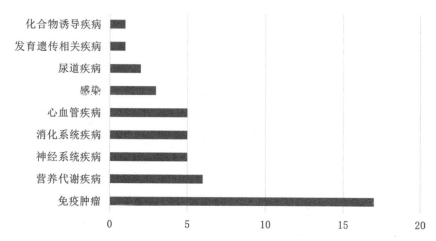

图10-1 2019~2021年QSP模型相关文章涉及的疾病领域

注：图片修改自 Aghamiri et al., J Pharmacokinet Pharmacodyn. 2021 Oct 20；49（1）：19-37

药源性肾损伤（drug induced kidney injury，DIKI）是急性肾损伤的主要原因之一，可能会进一步导致慢性肾脏疾病的发生。DIKI的主要损伤部位是近曲小管，因此在临床上可通过监测肾损伤分子-1（kidney injury molecule 1，KIM-1）这一肾小管特异性生物标志物，评估DIKI的存在和进展。围绕着DIKI这一临床问题，Maass等人搭建了肾微生理系统，并使用QSP模型对临床前结果进行体外-体内相关性关联计算，一方面测量KIM-1作为临床前药物毒性评估实验指标的可靠程度，另一方面通过QSP模型前瞻性确定测试药物的最佳给药方案，从安全性角度减少患者负担和药物研发成本[2]。

药源性肝损伤（drug induced liver injury，DILI），同样是药物开发和临床实践中的一类重大问题，其主要由药物、草药或膳食补充剂引起[3]。目前的DILI风险评估主要依赖传统的血清生物标志物，如丙氨酸氨基转移酶和总胆红素，用于评估肝脏完整性和功能。这些标志物的并行测量帮助识别"海氏法则"病例，后者具有至少10%的死亡或肝移植风险[4]。DILI是高度复杂的体内生理病理反应，涉及多种细胞表型变化和生物过程。数据驱动的QSP/QST建模可结合生物标志物动力学，提升研究人员对药物相关肝脏安全性的预测能力[5]。本章将主要阐述QSP/QST模型在药源性肝损伤中的研究与应用进展。

近期，Beaudoin等人开发了一种新型QST模型平台BIOLOGXsym，整合了肝脏生物化学和生物制剂对肝脏病理生理学的影响。该平台运用肝腺泡微生理系统的数据，成功预测了托珠单抗和GGF2药物（cimaglermin alfa）的肝脏安全性信号，初步证明了基于微生理系统的毒性数据可用于识别生物制剂诱导的DILI风险[6]。

在业界应用更加广泛的DILIsym平台则是Simulations Plus公司开发的QST软件，能够整合药物特异性的药物代谢动力学（PK）和药效学（PD）信息，并通过模拟关键生物标志物随时间的变化情况，估算患者临床层面的肝细胞损失和DILI症状（如总胆红素升高），从而综合预测化合物的DILI风险[7]。DILIsym基于公开文献数据建立了小鼠、大鼠、狗和人的生理QST模型，通过其附带的SimPops虚拟群体功能考察个体间变异，并可根据不同药物研究目标设置新的模拟试验，包括改变化合物、给药剂量、频率、持续时间和物种等相关参数（图10-2）。

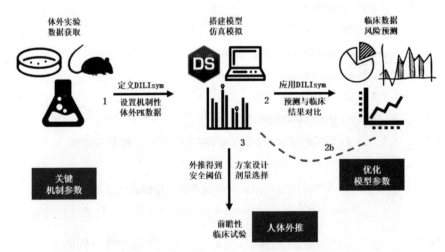

图10-2　基于QSP/QST模型（DILIsym）的DILI转化研究流程

注：图片修改自Woodhead et al.，Clin Transl Sci. 2018 Sep；11（5）：498-505[8]

2 DILIsym：药源性肝损伤的 QST 模型

DILIsym 包括多种导致 DILI 的机制（图 10-3），主要涉及化合物暴露影响的细胞内生化系统（如线粒体、胆汁酸、活性氮/氧）改变，肝细胞和胆管细胞生命周期改变，以及先天免疫反应的激活等[9]。此外，研究人员也开发了 MITOsym（一个专注于线粒体呼吸损伤的模型模块），通过模拟线粒体氧化磷酸化等途径，可与 DILIsym 联用以预测 DILI 风险[10]。

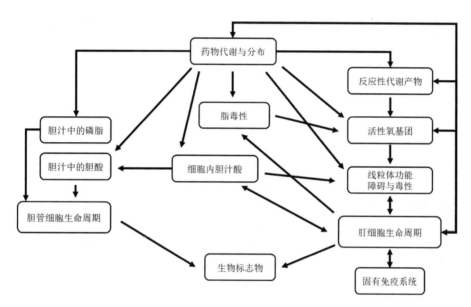

图 10-3　DILI QST 模型 DILIsym 涵盖的肝细胞损伤机制

在 DILI 中，胆汁酸稳态改变可能因药物、疾病或遗传突变影响肝脏胆酸转运蛋白功能，导致胆酸积累并增加 DILI 风险[11]。对于胆汁酸排泄抑制，Woodhead 等人围绕胆盐输出泵（bile salt export pump，BSEP）的作用机制，在 DILIsym 中构建了一个关于大鼠和人类胆酸稳态的子模块，在利用格列本脲的大鼠体内实验数据校准了该模块后，预测了在人体中 BSEP 抑制会增加结合型鹅去氧胆酸（chenodeoxycholic acid，CDCA）和硫酸结合型石胆酸（lithocholic acid，LCA）的肝脏浓度，提出 BSEP 抑制为 DILI 的一个重要机制[12]。围绕这一问题，Kenna 等人建议在考虑总血浆稳态药物浓度的前提下，通过体外实验量化药物对 BSEP 的抑制程度，以支持药物研发过程中 DILI 风险的内部决策[13]。药物诱导的多药耐药蛋白 3（multidrug resistance protein 3，MDR3）抑制则与胆汁淤积性 DILI 相关，其临床特征为胆汁流动受阻和胆管上皮细胞损伤。MDR3 抑制可导致磷脂排泄减少，胆管中胆酸与磷脂形成的混合胶束减少，导致游离胆酸过剩，进而损害胆管上皮细胞。Beaudoin 等人使用 DILIsym 相关模块，探索了基于模型动态描述胆管及胆管细胞功能、胆酸、磷脂处置以及胆汁淤积性肝毒性的关键体内动力学过程。结果显示，胆酸分流增加可能会减少胆汁中的胆酸负担，但会增加肝细胞中的胆酸浓度；提高胆汁中的碳酸氢盐浓度可能会减少胆酸分流，但会增加胆汁流速。与药物诱导的MDR3竞争性抑制相比，模型模拟显示非竞争性和混合抑制MDR3对磷脂外流、胆汁中胆酸与磷脂比例的升高、胆管细胞毒性及适应途径具有重要影响[14]。

药物治疗期间血清胆红素水平升高可能表明全身性肝功能障碍和高风险的肝衰竭，这与胆红素代谢抑制紧密相关。Yang团队围绕胆红素代谢/运输过程中的多样化机制构建了DILIsym中的胆红素处置模块[15]。研究人员使用生理药代动力学（PBPK）模型预测的药物暴露和体外测量所得的药物对酶/转运蛋白的抑制常数，基于机制模型准确预测了人体内和大鼠中由茚地那韦引起的高胆红素血症风险，并预测了奈非那韦导致高胆红素血症的风险较低；以上结果与临床观察一致。

Chung等人运用DILIsym平台，估算了四种不同血清丙氨酸氨基转移酶（ALT）变化模式所导致DILI的肝细胞损失程度：ALT水平快速升高并快速下降、ALT水平适度升高并适度下降、ALT水平适度升高且持续时间较长（超过1个月），以及多峰值的ALT曲线。基于体内外实验数据并结合DILIsym模型对于肝细胞损失程度的模拟预测，研究人员推导出了一套新的公式，上述公式在一组具有肝毒性的六种不同药物的数据集中具有良好的预测性能[16]。

相关统计显示，DILIsym模型至今已在23个测试药物集中准确预测了21个药物的肝脏安全性。然而，该模型平台在数据需求量和处理时长方面具有系统局限性，因此需要持续构建更多的子模块以及引入更多的药物相关数据进行持续优化[17]。另外，模型对于免疫介导DILI的预测能力仍有待验证[18]。考虑到免疫系统的复杂性，模型仍需要更多从不同动物种类中获取的免疫相关实验数据以全面定量地描述免疫系统中的各类正负反馈调控[19]。

3 DILIsym QST模型的研究应用

接下来将通过不同治疗领域中的具体药物案例对DILIsym模型的应用场景进行阐述（表10-1）。

表 10-1 应用 DILIsym 模型的代表性药物案例及其 DILI 相关毒性机制

治疗领域	药物	适应症	药物的 DILI 相关毒性机制
神经系统疾病	儿茶酚 -O- 甲基转移酶抑制剂（托卡酮、恩他卡酮）	帕金森病	线粒体电子传递链抑制，BSEP 抑制，NTCP 抑制
	利鲁唑舌下崩解片（BHV-0223）	肌萎缩侧索硬化症	线粒体电子传递链抑制，氧化应激，BSEP 抑制，NTCP 抑制
	髓过氧化物酶抑制剂（verdiperstat）	神经损伤性疾病	线粒体电子传递链抑制，氧化应激，BSEP 抑制，NTCP 抑制，MRP3/4 抑制
	大麻二酚	癫痫	线粒体电子传递链抑制，氧化应激，BSEP 抑制，NTCP 抑制

续表

治疗领域	药物	适应症	药物的 DILI 相关毒性机制
神经系统疾病	PF-04895162（ICA-105665）	癫痫	线粒体电子传递链抑制，BSEP 抑制，NTCP 抑制，MRP3 抑制
	CGRP 受体拮抗剂（telcagepant、瑞美吉泮、扎韦吉泮、阿托吉泮和乌布吉泮）	偏头痛	线粒体电子传递链抑制，线粒体解偶联抑制，氧化应激，BSEP 抑制，NTCP 抑制，MRP4 抑制
心血管系统疾病	重组人胶质生长因子（cimaglermin alfa，GGF2）	心力衰竭	胆红素淤积，肝细胞损伤
	波生坦、泰米沙坦和 CP-724/714	肺动脉高血压	BSEP 抑制，NTCP 抑制
恶性肿瘤疾病	二氢乳清酸脱氢酶抑制剂（emvododstat）	实体瘤	线粒体电子传递链抑制，氧化应激
	Toll 样受体 5 激动剂（entolimod，CBLB502）	肿瘤、黏膜炎等	肝细胞损伤
感染性疾病	大环内酯类抗生素（索利霉素、克拉霉素、红霉素、泰利霉素和阿奇霉素）	细菌感染	线粒体电子传递链抑制，氧化应激，BSEP 抑制，NTCP 抑制，MRP3/4 抑制
	BAL30072	细菌感染	线粒体电子传递链抑制，氧化应激
内分泌系统疾病	选择性 GPR40 激动剂（TAK-875，fasiglifam）	2 型糖尿病	线粒体电子传递链抑制，BSEP 抑制，NTCP 抑制
	丙硫氧嘧啶、甲巯咪唑	甲状腺功能亢进症	线粒体电子传递链抑制，氧化应激
其他	对乙酰氨基酚	镇痛消炎	肝细胞损伤
	AKR1C3 选择性抑制剂（BAY1128688）	子宫内膜炎	线粒体电子传递链抑制，氧化应激，BSEP 抑制，NTCP 抑制，MRP4 抑制，OATP1B1/3 抑制，MRP2/3 抑制，UGT1A1 抑制
	抗利尿激素 V2 受体拮抗剂（托伐普坦、利伐普坦）	常染色体显性多囊肾病	线粒体电子传递链抑制，氧化应激，BSEP 抑制，NTCP 抑制，MRP3/4 抑制

3.1 神经系统疾病治疗药物

对于口服利鲁唑片剂的肌萎缩侧索硬化症患者，约50%会出现血清ALT水平超过正常上限（upper limit of normal，ULN），其中约8%超过3倍ULN，2%超过5倍ULN。BHV-0223是一种新型舌下崩解的利鲁唑消解片（40mg），与传统的利鲁唑50mg片剂生物等效，但可避免吞咽困难并减少首过肝脏代谢，有望降低肝毒性风险。Longo等人使用DILIsym平台，比较了口服利鲁唑片剂与BHV-0223的肝毒性，结果显示，舌下BHV-0223的肝毒性风险比口服片剂降低64%[20]。

Lakhani等人运用DILIsym模型预测了大麻二酚（cannabidiol，CBD）与丙戊酸（valproate acid，VPA）联用时的ALT升高风险；结果显示，CBD治疗癫痫时导致

ALT剂量依赖性升高，但在VPA治疗2周后加用CBD并未增加ALT升高风险，表明CBD相关的ALT升高可能涉及QST模型未覆盖的机制[21]。Generaux团队则通过DILIsym研究了治疗癫痫药物PF-04895162在不同物种间的肝毒性差异。研究人员基于模型定量重现了药物诱导的人体DILI相关风险，并证明其由线粒体毒性与胆酸转运蛋白抑制相互作用引发，揭示了体外实验和QST计算模型融合的方法有望前瞻性识别潜在DILI风险[22]。

托卡酮和恩他卡酮是用于帕金森病治疗的儿茶酚-*O*-甲基转移酶（catechol-*O*-methyltransferase，COMT）抑制剂，然而只有托卡酮被认为与临床肝损伤有关。Longo等人通过DILIsym模拟发现，托卡酮可导致约2.2%的患者ALT升高，主要原因在于其（相较于恩他卡酮）对线粒体解偶联的差异化能力和独特的肝脏暴露特征[23]。Woodhead等人曾运用DILIsym QST模型预测了一种治疗神经损伤性疾病新药髓过氧化物酶抑制剂verdiperstat的肝脏安全性。模型模拟结果显示，verdiperstat在DILI方面的安全性较好；这一结论得到了后续三期临床试验结果的验证（药物治疗组中ALT升高程度与安慰剂组相似）[24]。

Telcagepant作为第一代降钙素基因相关肽（calcitonin gene-related peptide，CGRP）拮抗剂，在偏头痛治疗中因肝毒性试验失败，但4种新一代CGRP拮抗剂（瑞美吉泮、扎韦吉泮、阿托吉泮和乌布吉泮）在临床试验中表现良好。为了解释这一现象，Woodhead团队采用DILIsym QST模型对这些化合物进行了建模，结果显示，新一代拮抗剂的DILI风险显著低于Telcagepant；在真实世界中，其中3种化合物已被美国FDA批准且无肝毒性黑框警告[25, 26]。

3.2　心血管系统疾病治疗药物

内皮素受体激动剂如波生坦是治疗肺动脉高压的一类常用药物。Woodhead研究团队运用DILIsym平台解析了具有肝毒性风险和BSEP抑制能力的波生坦和CP-724714，以及无人体肝毒性风险但具有BSEP抑制能力的替米沙坦在临床DILI风险方面的差异化特征。结果表明，波生坦（而非替米沙坦）在模拟群体中可引起轻微的肝细胞ATP下降和血清ALT升高，这与临床观察一致[27]。

Cimaglermin alfa（GGF2）是一种用于治疗心力衰竭的重组人胶质生长因子。由于两名受试者在该药物的Ⅰ期试验中出现ALT和总胆红素升高，相关临床试验曾被暂停。Longo等人通过QST模型分析，确认该药物引发的ALT升高源自肝脏损伤，并估计最大肝细胞损失率<13%；在此情况下尽管血清胆红素水平会显著增加，但并不会导致患者肝功能不全。因此，研究人员认为这些病例不应视为海氏法则病例，提示运用QST模型有助于完善临床试验中对肝安全风险评估的多元性和综合性[28]。

3.3　内分泌系统疾病治疗药物

TAK-875（fasiglifam）是用于治疗2型糖尿病的GPR40激动剂，因Ⅲ期临床试验中出现严重肝脏不良事件而终止开发。Longo等人结合体外实验与DILIsym QST模型，发现TAK-875及其代谢物可抑制BSEP和线粒体电子传递链，进而导致ALT升高。模拟结果显示，这两种机制的协同作用是DILI的驱动因素[29]。

笔者团队曾选取了治疗甲状腺功能亢进症和甲状腺毒症的丙硫氧嘧啶（propylthiouracil，PTU）和甲巯咪唑（methimazole，MMI）两种药物，开展体外代谢通路和肝毒性机制研究（图10-4）。HepG2细胞实验表明，PTU和MMI均损伤线粒体呼吸（导致基础和最大耗氧量降低），且PTU可导致过氧化物积聚，引发细胞死亡。结合PBPK模型和DILIsym模型分析预测，得出200mg/d的PTU治疗剂量为临床肝毒性阈值；其在300mg/d剂量下的患者肝毒性风险可达21.2%[30]。

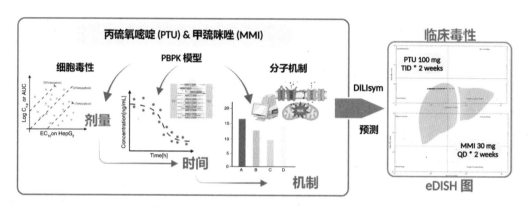

图10-4　基于QST模型（DILIsym）比较甲状腺功能亢进症治疗药物的肝毒性安全剂量

3.4　恶性肿瘤和免疫类疾病治疗药物

Toll样受体5激动剂entolimod（CBLB502）在临床研究中曾引起部分受试者ALT显著升高。针对该问题，Howell等人进行的QST模型模拟显示，entolimod治疗后引发的肝细胞损失率仅为较低程度，与健康志愿者接受肝素治疗的风险相当[31]。二氢乳清酸脱氢酶抑制剂emvododstat在治疗实体瘤的临床试验中曾引发了两例药物诱导的肝衰竭，但基于QST模型的预测提示其在急性髓系白血病临床试验中所使用的低剂量总体是较为安全的，该模拟结果与急性髓系白血病临床试验中所观测的人群数据一致，并获得监管机构批准继续进行后续临床试验[32]。

趋化因子在炎症免疫类疾病中具有重要调控作用，因此其受体拮抗剂有望作为治疗药物。有研究表明，趋化因子受体拮抗剂CKA在大鼠中可产生剂量依赖性的肝毒性，而在人体中未观察到相同剂量下的安全事件。为了解释这一差异，Battista等人通过DILIsym QST模型系统地研究了CKA的肝毒性产生机制，并通过模型模拟分析指出物种间的肝脏暴露量差异和大鼠对线粒体呼吸抑制的敏感性是导致上述差异的关键因素[33]。

3.5 感染性疾病治疗药物

大环内酯类抗生素常用于耐药细菌感染，但许多药物如泰利霉素因DILI风险已被撤市。Woodhead等人曾在一项研究中通过QST模型平台对大环内酯类药物的DILI机制进行了系统性地解析。研究人员发现尽管大环内酯类药物的结构相似，但其引发DILI的机制可能存在差异，如索利霉素和克拉霉素的DILI主要由线粒体电子传递链抑制引起，而红霉素则由于抑制胆汁酸转运蛋白而引发DILI[34]。Woodhead团队还在一项研究中运用DILIsym模型预测了新型抗生素BAL30072的肝毒性风险，结果显示，其安全窗较窄，临床使用中需按体重调整剂量并及时监测ALT水平[8]。

3.6 其他治疗药物

Eichenbaum团队曾利用DILIsym QST模型探索了对乙酰氨基酚（acetaminophen）的致癌风险。基于大量虚拟患者层面的模拟分析表明，在对乙酰氨基酚的常规治疗剂量下，谷胱甘肽与N-乙酰基-对苯醌亚胺（N-acetyl-p-benzoquinone-imine，NAPQI）的结合可有效限制蛋白质加合物的形成和氧化应激；而在对乙酰氨基酚高剂量或急性过量使用情况下，细胞死亡将先于DNA损伤发生，因此对乙酰氨基酚对人类不存在致癌威胁[35]。Howell团队也曾通过DILIsym平台测试了对乙酰氨基酚与其异构体3'-羟基乙酰苯胺的毒性差异，发现该差异主要来自于两种化合物与相关代谢酶的亲和力不同以及两种化合物产生活性代谢物的生成量不同[36]。Woodhead团队则利用以上QST模型探索了N-乙酰半胱氨酸（N-acetylcysteine，NAC）治疗对乙酰氨基酚中毒的最佳方案。研究结果显示，常用的21小时NAC输注方案时间太短，而72小时口服疗程的方案缺乏临床必要性。模型分析指出，肝酶达峰时间与NAPQI清除时间具有较好的相关性，也是确定停止治疗时机的最佳生物标志物；总体而言，现有治疗方案需要加以优化以达到更好的个体化治疗效果[37]。

Battista等人通过机制性整合体外毒性数据和临床暴露数据，利用DILIsym平台预测了治疗子宫内膜炎的AKR1C3蛋白抑制剂BAY1128688所引起ALT和胆红素升高的风险。模型分析结果显示，胆红素升高源于药物诱导的胆红素代谢和转运蛋白抑制，ALT升高则与药物诱导的胆盐排泄泵抑制及有毒胆汁酸积累有关[38]。托伐普坦获批用于常染色体显性多囊肾病（autosomal-dominant polycystic kidney disease，ADPKD）治疗，然而该药物具有DILI方面的风险：虽然该药物在健康受试者中未观察到肝损伤，但在ADPKD患者的临床试验中发现了显著的DILI风险。体外实验表明，胆汁酸处置改变和线粒体呼吸抑制可能是托伐普坦诱发肝毒性的机制。因此，Woodhead团队运用DILIsym模型结合PBPK仿真，成功预测了托伐普坦的临床肝毒性，并确定了具体风险因素和生物标志物[39]。体外啮齿动物实验结果表明，ADPKD疾病会导致胆汁外排转运蛋白（multidrug resistance associated protein 2，MRP2）的表达和功能降低。研究人员进一步通过QST模型分析发现，托伐普坦及其代谢物DM-4103的胆汁外排在ADPKD患者中显著减少，这可能是肝毒性风险增加的一大原因，且MRP2功能障碍是一个关键关联因素[40]。Woodhead团队后续还曾运用DILIsym平台模拟评估了另一同类药物利伐普坦及其三种主要代谢物的临床DILI风险。预测结果表明，利伐普坦在常规临床剂量下则不会引起ALT的显著升高[41]。

4 总结与展望

综上所述，本章阐述了QSP/QST模型在DILI领域的研究和应用进展，详细探讨了这些模型如何揭示和预测药物引起的肝脏损害机制。通过多个药物和治疗领域的案例分析，展示了QST模型如DILIsym在药物开发和安全性评估中的实际应用，包括基于临床前数据和生物标志物动态预测DILI风险，为临床决策提供前瞻性支持，尤其在药物剂量优化和风险管理等方面。DILI方向的QSP/QST模型应用也面临一定的客观挑战，如数据需求大、计算复杂性高及跨物种外推的不确定性等。总而言之，QSP/QST模型为理解和预测药源性肝损伤提供了一类强大的计算工具，未来有望在药物安全评估和治疗策略优化中发挥更大的作用。

》 参考文献

1. AGHAMIRI S S, AMIN R, HELIKAR T. Recent applications of quantitative systems pharmacology and machine learning models across diseases [J]. Journal of pharmacokinetics and pharmacodynamics, 2022, 49(1): 19-37.

2. MAASS C, SORENSEN N B, HIMMELFARB J, et al. Translational Assessment of Drug-Induced Proximal Tubule Injury Using a Kidney Microphysiological System [J]. CPT: pharmacometrics & systems pharmacology, 2019, 8(5): 316-325.

3. BHATTACHARYA S, SHODA L K, ZHANG Q, et al. Modeling drug- and chemical-induced hepatotoxicity with systems biology approaches [J]. Frontiers in physiology, 2012, 3: 462.

4. ZENG G, ESLICK G D, WELTMAN M. Systematic review and meta-analysis: Comparing hepatocellular and cholestatic patterns of drug-induced liver injury [J]. iLIVER, 2023, 2(2): 122-129.

5. CHURCH R J, WATKINS P B. Serum biomarkers of drug-induced liver injury: Current status and future directions [J]. Journal of digestive diseases, 2019, 20(1): 2-10.

6. BEAUDOIN J J, CLEMENS L, MIEDEL M T, et al. The Combination of a Human Biomimetic Liver Microphysiology System with BIOLOGXsym, a Quantitative Systems Toxicology(QST)Modeling Platform for Macromolecules, Provides Mechanistic Understanding of Tocilizumab- and GGF2-Induced Liver Injury [J]. International journal of molecular sciences, 2023, 24(11):23.

7. CHURCH R J, WATKINS P B. In silico modeling to optimize interpretation of liver safety biomarkers in clinical trials [J]. Experimental biology and medicine(Maywood, NJ), 2018, 243(3): 300–307.

8. WOODHEAD J L, PAECH F, MAURER M, et al. Prediction of Safety Margin and Optimization of Dosing Protocol for a Novel Antibiotic using Quantitative Systems Pharmacology Modeling [J]. Clinical and translational science, 2018, 11(5): 498–505.

9. SHODA L K, BATTISTA C, SILER S Q, et al. Mechanistic Modelling of Drug–Induced Liver Injury: Investigating the Role of Innate Immune Responses [J]. Gene regulation and systems biology, 2017, 11: 1177625017696074.

10. YANG Y, NADANACIVA S, WILL Y, et al. MITOsym®: A Mechanistic, Mathematical Model of Hepatocellular Respiration and Bioenergetics [J]. Pharmaceutical research, 2015, 32(6): 1975–1992.

11. SARAN C, BROUWER K L R. Hepatic Bile Acid Transporters and Drug–induced Hepatotoxicity [J]. Toxicologic pathology, 2023, 51(7–8): 405–413.

12. WOODHEAD J L, YANG K, BROUWER K L, et al. Mechanistic Modeling Reveals the Critical Knowledge Gaps in Bile Acid–Mediated DILI [J]. CPT: pharmacometrics & systems pharmacology, 2014, 3(7): e123.

13. KENNA J G, TASKAR K S, BATTISTA C, et al. Can Bile Salt Export Pump Inhibition Testing in Drug Discovery and Development Reduce Liver Injury Risk? An International Transporter Consortium Perspective [J]. Clinical pharmacology and therapeutics, 2018, 104(5): 916–932.

14. BEAUDOIN J J, YANG K, ADIWIDJAJA J, et al. Investigating bile acid–mediated cholestatic drug–induced liver injury using a mechanistic model of multidrug resistance protein 3(MDR3)inhibition [J]. Frontiers in pharmacology, 2022, 13: 1085621.

15. YANG K, BATTISTA C, WOODHEAD J L, et al. Systems pharmacology modeling of drug–induced hyperbilirubinemia: Differentiating hepatotoxicity and inhibition of enzymes/transporters [J]. Clinical pharmacology and therapeutics, 2017, 101(4): 501–509.

16. CHUNG J Y, LONGO D M, WATKINS P B. A Rapid Method to Estimate Hepatocyte Loss Due to Drug–Induced Liver Injury [J]. Clinical pharmacology and therapeutics, 2019, 105(3): 746–753.

17. WATKINS P B. Quantitative Systems Toxicology and Drug Development: The DILIsym Experience [J]. Methods in molecular biology(Clifton, NJ), 2022, 2486: 181–196.

18. WOODHEAD J L, WATKINS P B, HOWELL B A, et al. The role of quantitative systems pharmacology modeling in the prediction and explanation of idiosyncratic drug–induced liver injury [J]. Drug metabolism and pharmacokinetics, 2017, 32(1): 40–45.

19. WATKINS P B. Quantitative Systems Toxicology Approaches to Understand and Predict Drug–Induced Liver Injury [J]. Clinics in liver disease, 2020, 24(1): 49–60.

20. LONGO D M, SHODA L K M, HOWELL B A, et al. Assessing Effects of BHV–0223 40 mg Zydis Sublingual Formulation and Riluzole 50 mg Oral Tablet on Liver Function Test Parameters Utilizing DILIsym [J]. Toxicological sciences : an official journal of the Society of Toxicology, 2020, 175(2): 292–300.

21. LAKHANI V V, GENERAUX G, HOWELL B A, et al. Assessing Liver Effects of Cannabidiol and

Valproate Alone and in Combination Using Quantitative Systems Toxicology [J]. Clinical pharmacology and therapeutics, 2023, 114(5): 1006–1014.

22. GENERAUX G, LAKHANI V V, YANG Y, et al. Quantitative systems toxicology(QST)reproduces species differences in PF–04895162 liver safety due to combined mitochondrial and bile acid toxicity [J]. Pharmacology research & perspectives, 2019, 7(6): e00523.

23. LONGO D M, YANG Y, WATKINS P B, et al. Elucidating Differences in the Hepatotoxic Potential of Tolcapone and Entacapone With DILIsym(®), a Mechanistic Model of Drug–Induced Liver Injury [J]. CPT: pharmacometrics & systems pharmacology, 2016, 5(1): 31–39.

24. WOODHEAD J L, GEBREMICHAEL Y, MACWAN J, et al. Prediction of the Liver Safety Profile of a First–in–Class Myeloperoxidase Inhibitor Using Quantitative Systems Toxicology Modeling [J]. Xenobiotica;the fate of foreign compounds in biological systems, 2024: 1–10.

25. WOODHEAD J L, SILER S Q, HOWELL B A, et al. Comparing the Liver Safety Profiles of 4 Next–Generation CGRP Receptor Antagonists to the Hepatotoxic CGRP Inhibitor Telcagepant Using Quantitative Systems Toxicology Modeling [J]. Toxicological sciences : an official journal of the Society of Toxicology, 2022, 188(1): 108–116.

26. SMITH B, ROWE J, WATKINS P B, et al. Mechanistic Investigations Support Liver Safety of Ubrogepant [J]. Toxicological sciences : an official journal of the Society of Toxicology, 2020, 177(1): 84–93.

27. WOODHEAD J L, YANG K, SILER S Q, et al. Exploring BSEP inhibition–mediated toxicity with a mechanistic model of drug–induced liver injury [J]. Frontiers in pharmacology, 2014, 5: 240.

28. LONGO D M, GENERAUX G T, HOWELL B A, et al. Refining Liver Safety Risk Assessment: Application of Mechanistic Modeling and Serum Biomarkers to Cimaglermin Alfa(GGF2)Clinical Trials [J]. Clinical pharmacology and therapeutics, 2017, 102(6): 961–969.

29. LONGO D M, WOODHEAD J L, WALKER P, et al. Quantitative Systems Toxicology Analysis of In Vitro Mechanistic Assays Reveals Importance of Bile Acid Accumulation and Mitochondrial Dysfunction in TAK–875–Induced Liver Injury [J]. Toxicological sciences : an official journal of the Society of Toxicology, 2019, 167(2): 458–467.

30. HE Q, LI M, JI P, et al. Comparison of drug–induced liver injury risk between propylthiouracil and methimazole: A quantitative systems toxicology approach [J]. Toxicology and applied pharmacology, 2024, 491: 117064.

31. HOWELL B A, SILER S Q, SHODA L K, et al. A mechanistic model of drug–induced liver injury AIDS the interpretation of elevated liver transaminase levels in a phase I clinical trial [J]. CPT: pharmacometrics & systems pharmacology, 2014, 3(2): e98.

32. YANG K, KONG R, SPIEGEL R, et al. Quantitative Systems Toxicology Modeling Informed Safe Dose Selection of Emvododstat in Acute Myeloid Leukemia Patients [J]. Clinical pharmacology and therapeutics, 2024, 115(3): 525–534.

33. BATTISTA C, YANG K, STAHL S H, et al. Using Quantitative Systems Toxicology to Investigate Observed Species Differences in CKA–Mediated Hepatotoxicity [J]. Toxicological sciences : an official journal of

the Society of Toxicology, 2018, 166(1): 123–130.

34. WOODHEAD J L, YANG K, OLDACH D, et al. Analyzing the Mechanisms Behind Macrolide Antibiotic-Induced Liver Injury Using Quantitative Systems Toxicology Modeling [J]. Pharmaceutical research, 2019, 36(3): 48.

35. EICHENBAUM G, YANG K, GEBREMICHAEL Y, et al. Application of the DILIsym® Quantitative Systems Toxicology drug-induced liver injury model to evaluate the carcinogenic hazard potential of acetaminophen [J]. Regulatory toxicology and pharmacology : RTP, 2020, 118: 104788.

36. HOWELL B A, SILER S Q, WATKINS P B. Use of a systems model of drug-induced liver injury(DILIsym(®))to elucidate the mechanistic differences between acetaminophen and its less-toxic isomer, AMAP, in mice [J]. Toxicology letters, 2014, 226(2): 163–172.

37. WOODHEAD J L, HOWELL B A, YANG Y, et al. An analysis of N-acetylcysteine treatment for acetaminophen overdose using a systems model of drug-induced liver injury [J]. The Journal of pharmacology and experimental therapeutics, 2012, 342(2): 529–540.

38. BATTISTA C, SHODA L K M, WATKINS P B, et al. Quantitative Systems Toxicology Identifies Independent Mechanisms for Hepatotoxicity and Bilirubin Elevations Due to AKR1C3 Inhibitor BAY1128688 [J]. Clinical pharmacology and therapeutics, 2023, 114(5): 1023–1032.

39. WOODHEAD J L, BROCK W J, ROTH S E, et al. Application of a Mechanistic Model to Evaluate Putative Mechanisms of Tolvaptan Drug-Induced Liver Injury and Identify Patient Susceptibility Factors [J]. Toxicological sciences : an official journal of the Society of Toxicology, 2017, 155(1): 61–74.

40. BEAUDOIN J J, BROCK W J, WATKINS P B, et al. Quantitative Systems Toxicology Modeling Predicts that Reduced Biliary Efflux Contributes to Tolvaptan Hepatotoxicity [J]. Clinical pharmacology and therapeutics, 2021, 109(2): 433–442.

41. WOODHEAD J L, PELLEGRINI L, SHODA L K M, et al. Comparison of the Hepatotoxic Potential of Two Treatments for Autosomal-Dominant Polycystic Kidney DiseaseUsing Quantitative Systems Toxicology Modeling [J]. Pharmaceutical research, 2020, 37(2): 24.